沈欽榮、毛小明——主編

食養本草

——餐桌上的藥治方

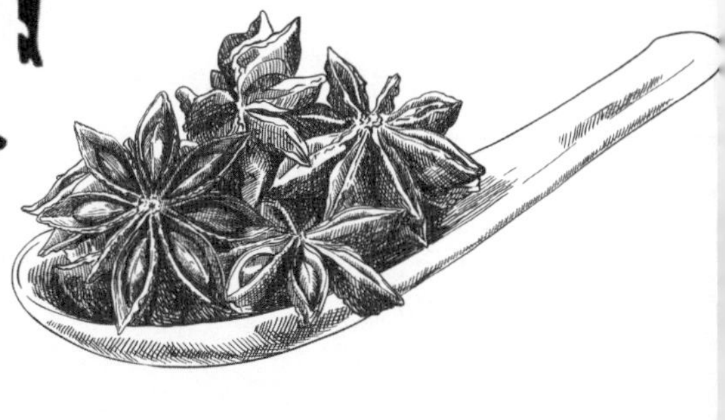

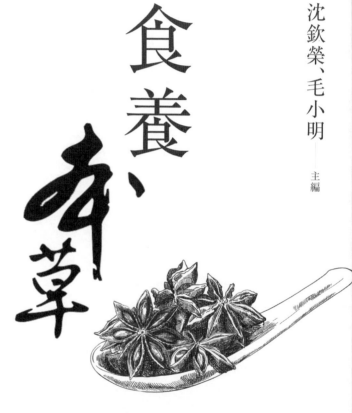

內容提要

民以食為天。提到養生食療，日常餐桌上常見的食材自然備受關注，而它們與千百年來代代相傳的中華本草又有著密不可分的聯繫。應用本草防治疾病廣受歡迎，本草食療已走進尋常百姓家。本書精心挑選了七十六味常見的食療本草，詳細介紹其別名、來源、性味歸經、功效主治、用法用量、禁忌、成分藥理、藥治、食養等，並摘錄明代醫家張景岳的相關食養藥治名方和藥物應用經驗，在古今文獻、臨床等研究基礎上，結合作者親身臨床所得，總結諸多簡便的藥治、食養方案。為了方便人們更透徹理解中草藥，本書對中藥的發現、炮製、配伍、劑型等基本知識也進行了介紹，增強本書的教育性，使內容更為通俗易懂。

本書適用於廣大的中醫藥愛好者閱讀參考。

編寫說明

現代醫家對古代方劑用量雖作了諸多考證，但至今仍未有定論。自一九七九年起，中國普遍採用十六位進制的公制計量方法，本書涉及古代方劑中藥物的計量換算參考如下。

1斤（16兩）＝0.5千克＝500克。

1市兩＝31.25克。

1市錢＝3.125克。

1市分＝0.3125克。

1市厘＝0.03125克。

注：換算尾數可以舍去。

秦代（西漢）：1斤＝16兩＝253克；1兩＝24銖＝0.5165市兩＝15.8克；1升＝0.34市升＝340毫升。

東漢：1斤＝16兩＝220克；1斤（液體）＝250毫升；1兩＝24銖＝0.4455市兩＝13.8克；1升＝10合＝0.20市升＝220毫升。

魏晉：1斤＝16兩＝224克；1兩＝24銖＝0.4455市兩＝14克；1升＝10合＝0.21市升＝210毫升。

北周：1斤＝16兩＝249克；1兩＝24銖＝0.5011市兩＝15.6克；1升＝10合＝0.21市升＝210毫升。

隋唐：1斤＝16兩＝249克；1兩＝24銖＝0.5011市兩＝15.6克；1升＝10合＝0.58市升＝580毫升。

宋代：1斤＝16兩＝592克；1兩＝10錢＝100分＝1.1936市兩＝37克；1升＝10合＝0.66市升＝660毫升。

明代：1斤＝16兩＝592克；1兩＝10錢＝100分＝1.1936市兩＝37克；1升＝10合＝1.07市升＝1070毫升。

清代：1斤＝16兩＝592克；1兩（庫平）＝10錢＝100分＝1.194市兩＝37克；1升（營造）＝10合＝1.0355市升＝1035毫升。

注：上述古今衡量和度量的比較，僅系近似值，供各位參考。

此外，書中涉及一些特殊或模糊的「量」名，現擇要列舉如下。

錢匕：古代量取藥末的器具。用漢代的五銖錢幣盛取藥末至不散落者為一錢匕。五銖錢幣盛取藥末至半邊者為半錢匕；錢五匕者，是指藥末蓋滿五銖錢邊的「五」字至不散落為度。一錢匕約今五分六厘，合2克強；半錢匕約今二分八厘，合1克強；錢五匕約為一錢匕的四分之一，約今一分四厘，合0.6克。

盞、杯、碗、盅藥液或水、酒的約略計量單位：通常的容量合今之一五〇～三〇〇毫升。在古代方書中或在民間用藥時，還有一些模糊的計量名稱，如一撚、一撮、一指撮等，無非是言其少，為幾克的分量。

推薦文

中醫藥為何能治療疾病？

古代中醫思想認為天地有陰陽之氣，分為有形物質與無形能量，運轉而向下成為地氣五運（木火土金水），向上為天氣六氣（風寒暑濕燥火）。人體順應天地之氣而生出五臟六腑以合天地之道。萬物生有偏性，如偏性緩者為食物，偏性強者為藥物。所以中醫在此思想上，以萬物之偏性，調整身體之偏性，以回歸中正中庸之中道。這樣的醫學，謂之中醫。

現代物理已經證明物質與能量可以轉換，物質就是能量，所以可以用物質轉變的能量來調整另一種物質的能量，以達到平衡，我們也是一種能量場。又可以說萬物皆由原子、電子所組成，人體亦是。人體受損失去健康時，就需外來物質來進入重建工程，所以有句話說，你吃下甚麼，它就會變成你的一部分，借假修真，最後這副皮囊再交還萬物與天地，循環不已。

性質平和可以天天吃的就是食物，性質強烈沒法天天吃的，就是藥物。甚麼是中藥？在中醫理論指導下所用的材料就是中藥。基於此，只要學了中醫，生活中無一不是中藥，因為理論可以指導你的行動，改善你的生活品質。本人教學亦是以此為宗旨，期待人人生活中有中醫，大家都是中醫生活家。

本書深入淺出，介紹許多生活中可用的食養方式，在中醫的理論指導下，讓很多中藥上了餐桌，讓餐桌豐富了起來，同時又讓食物進階有了改善身體的作用，與我心相符，樂而為之推薦。

徐三翰　中醫師

於台北如林中醫講堂

前言

上工不治已病治未病。古代醫家很早就懂得未雨綢繆的道理，在食物預防、治療疾病方面積累了豐富經驗。《黃帝內經》云：「大毒治病，十去其六；常毒治病，十去其七；小毒治病，十去其八；無毒治病，十去其九；穀肉果菜，食養盡之，無使過之，傷其正也。」唐代孟顯所撰的《食療本草》，是在《備急千金要方》「食治篇」基礎上增訂而成，記述既可供食用又能療病的本草專著，是世界上現存最早的食療專著。

隨著近代養生學的興起，食療已走進千家萬戶。食物既能治病，又可防病。對於疾病，古代醫家除了從整體觀出發全面飲食調理外，還有針對性地加強某些營養食物來預防疾病，並特別重視發揮某些食物的特性和功能。早在一千多年前，中國就已有了用動物肝臟預防夜盲症，用海帶預防甲狀腺腫大，用穀皮、麥麩預防腳氣病，用水果、蔬菜預防壞血病的記載，當時這在世界上亦屬領先。

食物預防疾病有三大好處：其一，幾無副作用，使用又無後顧之憂。其二，效果確切。如上所舉例子，都是經千餘年臨床驗證，並至今仍在應用者。其三，服用方便，老少都樂於接受。食物經過適當的調配和烹製，做成色香味俱佳的佳餚，人們在品嘗美味的同時，又能獲得防病的作

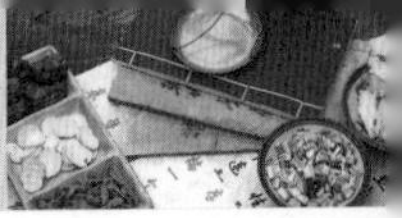

用，一舉兩得。臨床上常用並行之有效的有：用蔥白、生薑、豆豉、芫荽預防感冒；用甜菜汁、櫻桃汁預防麻疹；用鮮白蘿蔔、鮮橄欖煎服預防白喉；用大蒜預防呼吸道感染和腸道傳染病；用綠豆湯預防中暑；用荔枝預防口腔炎、胃炎引起的口臭症狀；用胡蘿蔔粥預防頭暈；用生山楂、紅茶、燕麥片預防動脈硬化等。世界各地對食物防治疾病的研究方興未艾，新成果不斷湧現，現已發現苦瓜、蘆筍、馬齒莧、薏苡仁粥、大蒜等有防癌作用。可以預見，在提倡吃得好、吃得科學的今天，食物的預防保健作用將發揮更大的效力。

隨著社會發展，人們的生活方式、生活理念、飲食結構、思想情緒等都在發生變化，為主動適應這些變化，更加自覺地推動由治療為中心向以人民健康為中心轉變，由注重治已病向注重既治已病更重治未病轉變，由疾病治療向健康管理轉變，滿足群眾生命全週期、健康全過程的中醫藥需求，這是我們中醫藥工作者的責任和目標。

本書分三個部分，上篇主要介紹中藥的基本知識，包括中藥的發現與命名、性味與歸經、道地藥材與中藥炮製、配伍法則、「七方」「十劑」與中藥劑型等，使讀者對中藥知識有基本瞭解；中篇從既是食品又是藥品的中藥中，選擇七十六味常見中藥，分別介紹其別名、來源、性味歸經、功效主治、用法用量、成分藥理，食養藥治的應用經驗，有選自古醫籍、現代醫籍及期刊者，也有作者的實踐所得；下篇介紹溫補學派代表人物、越醫魁首張景岳食養藥治名方和藥物應用經驗。

希望本書能為讀者的保健養生貢獻一份力量，也希望讀者、專家提出寶貴意見。

編者

目錄

中篇

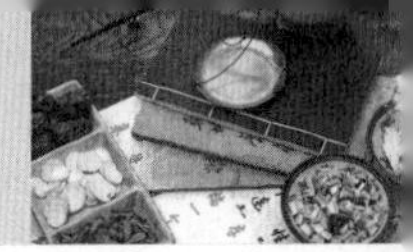

附篇

上篇

本草基本知識

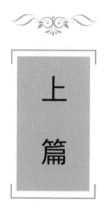

大自然的恩賜——中藥的發現

（一）無意識的發現與有意識的探索

中藥最初的發現與人類的覓食活動緊密相連。在原始時代，人類的祖先為了解決「溫飽問題」，採食植物和狩獵，得以接觸並逐漸瞭解某些植物和動物，後來在無意中逐漸發現一些植物或動物可以減輕疾病痛苦，而有些則可能導致腹瀉、死亡等意外。自此，人們逐漸在覓食時，有意識地加以鑒別和選擇，逐漸積累了某些自然物的藥效和毒性作用的經驗。

在原始社會之後的時代中，偶然的發現，依然是新中藥原始功效、老中藥新功效的發現之源。苦於歷史久遠，很多史實只能以民間傳說的形式流傳下來。比如「白花蛇」（百步蛇）傳說：從前有一個人，遍身瘡疹，毛落眉目花，周身皮膚奇癢，抓之潰爛成瘡，在野外一個廢棄的酒店作坊中，發現半缸沒有賣完的剩酒，他每日飲用，過了一段時間，癩瘡竟奇跡般地好了。後來發現，在酒缸內有一條白花蛇，已經泡得皮肉腐爛。原來是這白花蛇酒治好了他的癩瘡病。此後又經過醫學家們的臨床實踐，療效確切，就在藥物書上增添了白花蛇能治「大風疥癩」「暴風瘙癢」的記載。

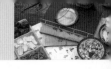

但無意識的發現總有一些偶然性和風險性，這只能說是中藥發現的萌芽。有意識的探索，才是中藥走上藥學舞臺的根本動力。神農嘗百草的傳說，就反映了古人對藥物有意識的探索。《淮南子·修務訓》載：「神農嘗百草之滋味，水泉之甘苦，令民知所辟就，當此之時，一日而遇七十毒。」古人經過無數次有意識的試驗、觀察，逐步形成了最初的藥物知識。其傑出首領神農則被視為藥物的發現者和使用者，被尊奉為中國醫藥學之創始者。正因如此，中國第一部系統論述藥物的著作，被命名為《神農本草經》，即寓有尊崇懷念之意。《神農本草經》在其「序例」部分，總結了藥物的四氣五味、有毒無毒、配伍法度、用藥方法、劑型選擇等基本原則，初步奠定了藥學理論的基礎。各論載藥三百六十五種，將藥物分為上、中、下三品，即後世所稱的「三品分類法」。《神農本草經》系統地總結了漢以前的藥學成就，對後世本草學的發展有十分深遠影響，標誌著中藥學發展已趨成熟。

到了明代，一代藥學巨匠李時珍又將這種有意識的探索提升到了新高度，不再僅停留在藥物的發現上，而是對藥物的品質和鑒別，有了更高的重視和更深入的研究。《蘄蛇傳》的小故事從一個側面反映了李時珍嚴謹的科學態度。自古以來，蘄州就是白花蛇集聚之地。但是，白花蛇「其走如飛，牙利而毒」，一旦傷人，危及生命。李時珍在家鄉蘄州考察藥物，發現蛇販子的白花蛇與蘄州當地抓的白花蛇有些差異，便留心觀察、辨別。他和蘄州捕蛇者一起奔向盛產白花蛇的龍峰山，躲在洞穴附近，等待蛇的出現。經過數日觀察，終於發現，蘄州白花蛇最喜歡吃的紅藤綠葉是又臭又辣的石楠藤。爾後，他下山調查蛇販子，方知蛇販子的白花蛇，是從江西興國州所轄的一座山裡捕的。那地方沒有石楠藤，所捕的蛇以食小昆蟲和鼠類為主。李時珍向蛇販子和蘄州捕蛇者各買了一條蛇，在比較中發現：兩種蛇雖然都是「黑質而白章」，但蘄州蛇肋下有二十四個斜方格子，且比興國蛇稍短小；蘄州蛇死不閉眼，興國蛇死即瞑目。在臨床使用時，他發現興國蛇雖有除風濕和筋骨病的效果，但遠不及蘄州蛇效果好。這是因為蘄州蛇本身所含毒性，才能起到特殊治療作用。且興國蛇販的白花蛇，全國各地都有，產量較大；而蘄州蛇僅產蘄州，外地很少見到。於是，他記下這些鑒別要點，寫成《蘄蛇傳》。自此，中藥材便有「白花蛇」和「蘄蛇」兩種藥名，為後世醫生臨床選用提供了方便，也避免了大量誤用蘄州「白花蛇」而發生的中毒現象。具有如此嚴謹科學探索精神的李時珍，終於歷經近三十載，寫成影響後世、享譽海內外的《本草綱目》一書。該書考證了過去本草學中的若干錯誤，綜合大量科學資料，提出較科學的藥物分類方法，融入了先進的生物進化思想，並記載了豐富的臨床經驗，是一部具有世界性影響的博物學著作，被國外學者譽為中國之百科全書。

（二）個體經驗與集體智慧

無論是無意識的發現，還是有意識的探索，個體的經驗和精力總是有限的。早期個體經驗的積累，為中藥的發現奠定了寶貴基礎。後期，集體的努力，官方的介入，又使中藥的發現具有更高的權威性和科學性。唐顯慶四年（六五九），政府頒行了《新修本草》（又稱《唐本草》）。該書是中國歷史上第一部官修本草，全書卷帙浩繁，收載藥物共八四四種。書中還增加了藥物圖譜，並附以文字說明，這種圖文對照的方法，開創了世界藥學著作的先例，不僅反映唐代藥學的高成就，對後世藥學的發展也影響深遠。

宋代由於經濟、文化、科學技術和商業交通的進步，尤其是雕版印刷的應用，為本草學的發展提供了有利條件。西元九七三－九七四年刊行了《開寶本草》，一〇六〇年刊行《嘉祐補注神農本草》，一〇六一年刊行《本草圖經》。國家藥局的設立更是北宋一大創舉，也是中國乃至世界藥學史上的重大事件。藥局的產生，促進了藥材檢驗、成藥生產的發展，帶動提高炮製等製劑技術，並制定了製劑規範，《太平惠民和劑局方》即是這方面的重要醫著。

（三）本土中藥與洋藥中用

中藥主要起源於中國，除了植物藥，動物藥如蛇膽、熊膽、五步蛇、鹿茸、鹿角等，介殼類如珍珠、海蛤殼，礦物類如龍骨、磁石等，都是用來治病的中藥。少數中藥則源於外國，如西洋蔘。目前所指的中藥，是指以中醫理論為基礎，用於防治疾病的植物、動物礦物及其加工品，不論產於中國、外國，均稱中藥。中藥有著獨特的理論體系和應用形式，充分反映了中國自然資源及歷史、文化等方面的特點。

外來中藥中以香料藥材居多，故又有「香藥」之稱。自漢代張騫出使西域，打通陸上絲綢之路以來，大量的「胡藥」從西域而來。「胡」這個名稱，在古代中國專門指稱中原王朝北方邊境的鄰人。「胡藥」則通常用來指稱來自胡人居住地，或經胡人貿易引入的藥物。

唐代中後期，南方的海上貿易不斷發展，海外藥物經海上絲綢之路源源不斷傳入中國。五代十國時期，波斯籍商人李珣著《海藥本草》，使外來藥又有了「海藥」的稱謂。而後在宋代，中國開始出現大型航海船，紛繁熱鬧的海上貿易，給中國帶回了更多世界各地的藥物。各種外來藥物大多沿用至今，在中醫藥和中國飲食中均擔任著重要角色。以乳香為例，乳香在《聖經》和印度古醫學著作 *Charaka* 中已有記載，是生長在索馬利亞、衣索比亞及阿拉伯半島南部的橄欖科植物卡氏乳香樹 *Boswellia carterii* Birdw 及其同屬植物皮部滲出的油膠樹脂。乳香在本土僅僅作為貴重香料，傳入中國後，得到了傳統中醫對其性味功效的闡釋，慢慢躋身於中藥的行列，並在之後的歲月裡，融合為中藥大家庭的一份子，其主要功效是活血止痛。

中醫將外來藥物用於臨床，外來藥物被消化為中藥。在宋代，中國進入了外來藥物中藥化的開創期，這也是中醫中藥強大生命力的源泉。炮製是中藥有別於西方草藥與中國民間草藥的重要特點，也是將外來藥融入中藥的重要手段之一。從訶子（炮，取皮）、阿魏（細研，白麵少許，搜和作餅子，炙令黃，熟用）、補骨脂（炒香）、檳榔（酸粟米飯裹濕，包火中煨，令紙焦，去飯）等外來藥物的使用方式來看，許多外來藥物，是經過工序繁瑣的炮製才入藥的。

外來藥物到中國後的本土化栽培，是外來藥物中藥化的基礎之一，也是將外來藥融入中藥的另一個重要手段。唐代開始有少數外來藥物在中國引種栽培，《海藥本草》中有九十六種藥物明確注明外國產地，其中僅仙茅、余甘子、丁香有在中國生長的記載：「仙茅生西域。自武城來，蜀中諸州皆有。後唐筠州刺史王顏《續傳信方》敘仙茅云：『主五勞七傷，明目，益筋，力宣而後補。』本西域道人所傳，開元元年（七一三）婆羅門僧進此藥，明皇（唐玄宗）服之有效，當時禁方不傳。天寶之亂，方書流散，三藏始得此方。」唐及五代，外來藥方的傳入，使外來藥物的使用增多，但外來藥物仍以進口為主，很少在中國引種栽培。宋代時，隨著農業科技的發展，這些藥材已經在中國找到和原產地類似的生長環境，並生根發芽。這些外來藥物在中國生長後，人們仔細觀察它們的生長習性和植物形態，並做出詳細的記錄。宋代外來藥物的大量使用，對外來藥物在中國的引種栽培，產生推動作用。長此以來，這些外來藥物的外來身份逐漸淡化，不僅是使用上，而且從產地上也慢慢變成了道地的中藥，外來藥物的中藥化由此得到進一步的推進。

（四）藥食同源

從中藥與食物的發展過程來看，遠古時代是同源的。「藥食同源」的理論認為，許多食物既是食物也是藥物，都可以防病治病。古代原始社會中，人們在尋找食物的過程中發現了各種食物和藥物的性味和功效，認識到許多食物既可以藥用，也可以食用，兩者之間很難嚴格區分。這就是「藥食同源」理論的基礎，也是食物療法的基礎。凡是中藥，都可以食用，只不過是用量上的差異而已，也就是說，毒性大的食用量小，而毒性小的食用量可以大一點。早在唐代《黃帝內經・太素》中認為：空腹食之為食物，患者食之為藥物。這說明了中藥與食物是同時起源的。

從食物和藥物本身材質來講，都源於自然界的動、植物，而且其中不少品種，既屬於藥物又屬於食物。食物性質平和，是我們賴以生存的必需物質；而藥物偏性較強，是專門針對疾病而使用的物品，大部分不適宜長期服用。所有中藥和食物是相對而言的：藥物也是食物，而食物也是藥物；食物的副作用小，而藥物的副作用大。《黃帝內經》云「大毒治病，十去其六；常毒治病，十去其七；小毒治病，十去其八；無毒治病，十去其九；穀肉果菜，食養盡之，無使過之，傷其正也」，此可謂最早的食療原則。這也是「藥食同源」的另一層含義。

隨著經驗的積累，藥食才開始分化。在使用火之後，人們開始食熟食，烹調加工技術才逐漸發展起來。在食與藥開始分化的同時，食療與藥療也逐漸區分。若再往今後的前景看，也可能返璞歸真，以食代藥，藥食同治。

（五）中藥命名趣談

中藥的命名大多有規律可循，一般是根據藥物的形態、氣味、顏色、藥用部分、功用、產地、採收季節諸方面特徵，單獨或綜合起來命名。以形態命名的，如牛膝，就是因其莖節粗而膨

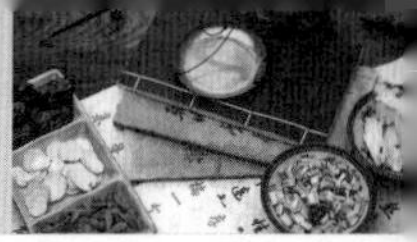

出，狀似牛的膝關節而得名，真是栩栩如生。

以氣味命名的，有甘草之甜，苦參之苦，五味子之五味俱備等；麝香則以其「香氣遠射」而聞名遐邇。

在顏色方面，有紅花、紫花地丁、白菊等；最有意思的是金銀花，其花初開時色白，後來轉成黃色，故用金、銀二色來作比喻。

以藥用部分命名的，有冬瓜皮之用皮，杏仁、桃仁取其核仁，橘絡之用絡等。

以藥物功用命名的，有孩兒蔘之用於補益兒童氣虛，益母草之有益於婦女，骨碎補用於接骨，防風用於傷風感冒及風濕痹痛等。

以產地命名的則更常見，如川芎、蜀椒、阿膠、浙貝母、滁菊等。

半夏的地下莖塊成熟於夏季之半，夏枯草入夏後即全草枯萎，故它們是以採集時間命名的。

以採集人命名的，則有何首烏，這是因為傳說有姓何的老人長期服用此藥，白髮轉黑而得名，其他還有徐長卿、管仲、劉寄奴等。

在目前常用的中草藥中，也有不少是來自國外，故它們的命名就頗有異國情調了。如曼陀羅，它的原意是美麗而細小的圓形花朵；訶黎勒則是「天主持來」的意思。

另外，有些中藥的別名也頗耐人尋味。甘草有調和諸藥的功效，尤似和事的國老，故又稱「國老」；大黃瀉下作用猛烈，功大力專，好似勇猛無敵的將軍，故也稱「將軍」；其他如灶心土稱「伏龍肝」，花生衣稱「鳳凰衣」等，也富有情趣。

一般說來，我們見到一味中藥名，可以顧名思義，推測其形態、氣味、功用，但也有名不副實的，千萬不能望文生義。天花粉是栝蔞的塊根，萬不可真的認為是花粉。

中藥養生治病之理

西藥重視化學成分和靶向作用，中藥則重視性味和歸經。

中藥的藥性是根據臨床實際作用經過反復驗證歸納而來，是對藥物多種功效的高度概括。具體來講主要包括四氣、五味和歸經。

（一）四氣別寒熱

四氣是指寒、涼、溫、熱四種藥性。溫、熱屬於陽的性質，溫的程度次於熱；寒、涼屬於陰的性質，涼的程度次於寒。凡能治療寒涼證的藥物都被認為具有溫熱的性質；凡能治療溫熱證的藥物則具有寒涼的性質。比如說吃了黃連以後有下火的作用，就認定黃連是寒涼藥。吃了乾薑有溫熱的作用，就認定乾薑是溫熱藥。可見寒涼和溫熱是兩類相反性質的藥物。古人就是通過這種由實踐到理論的方法認識藥性。寒涼藥具有清熱、瀉火、解毒的作用；溫熱藥具有溫中、助陽、散寒的作用。

（二）五味治百病

五味是指辛、甘、酸、苦、鹹五種不同味道，是通過人體的味覺器官辨別出來，或根據臨床經驗歸納出來的一種理論。具體如下。

1.辛　辛能發散、行氣或潤養。比如解表藥麻黃、薄荷具有發散外邪作用，理氣藥木香、陳皮具有治療氣機阻滯作用，菟絲子具有滋養作用。

2.甘　甘能滋補、和中、緩急。比如治療虛證的滋補藥，如黨參、熟地；緩急止痛的調和藥，如飴糖、甘草等。此外，淡味藥也歸於甘味，具有滲濕利尿的功效，如茯苓、通草等。

3.酸　酸能收斂固澀。酸味藥可用於治療虛汗、虛瀉、滑精，如山茱萸、五味子、五倍子等。

4.苦　苦能瀉火、燥濕、瀉下。苦味藥如清熱的黃連，燥濕的蒼朮，降氣平喘的苦杏仁。

5.鹹　鹹能軟堅、散積、潤下。鹹味藥如治療積塊的瓦楞子、海浮石，治療大便祕結的芒硝。

描述一種藥物功效需性味結合。如紫蘇辛溫，也就是說紫蘇味屬辛而氣屬溫，辛可發散，溫可治寒，綜合起來，其功效能發散寒邪，所以能治療風寒感冒；而薄荷辛涼，味屬辛而氣屬涼，辛可發散，涼可治熱，其功效為發散熱邪，可以治療風熱感冒。一般來說，性味相同的藥，作用也大致相同。比如說，如果吃的藥是苦味，一般都有瀉火的作用；如果吃甜味的藥，一般都有補養作用。可見藥物的性味，與其功效密切相關，且有一定規律可循。

（三）中藥的靶向理論——歸經

歸經，即藥物作用的定位，是以臟腑、經絡理論為基礎，體現了藥物對於機體的選擇性作用，即對某經某臟有明顯的作用，醫生用藥要根據病情進行選擇。藥物的歸經可因配伍的不同而改變，有根據藥物性味確定歸經，有根據藥物功效確定歸經。如辛入肺，陳皮、半夏、荊芥均味辛，故歸肺經；甘入脾，飴糖、甘草、黨參均味甘，故歸脾經等，是按藥物性味。再比如：紫蘇子、白前能治療咳喘，而咳喘為肺臟功能失調所致，故歸肺經；茯神、柏子仁能治療心悸、失眠，而心悸、失眠為心臟功能失調所致，故歸心經，則是以藥物功效確定歸經。相對來講根據藥物療效來確定歸經，是前人通過長期臨床觀察的積累，逐步認識到某藥對某病較有效，中醫還有一個專用名詞——「引經報使」，以此確定藥物的歸經更為準確。

引經報使，是中醫的專用名詞，指某些藥物能引導其他藥物到達病變部位的作用，好像嚮導一樣，所以叫作引經報使。一種是引向經脈，如太陽經病，

用羌活、防風為引；陽明經病，用升麻、葛根、白芷為引；少陽經病，用柴胡為引；太陰經病，用蒼朮為引；少陰經病，用獨活為引；厥陰經病，用細辛、川芎、青皮為引。另一種是引向疾病所在。例如咽喉病須用桔梗載藥上浮，到達咽喉部；又如治下肢病用牛膝為引，治上肢病用桑枝為引。只能認為這些藥治療咽喉、下肢、上肢的某些病有效，如果認為必須用這些藥為引，

那就不切合實際了。

一些藥物具有特定的功能，能夠帶領其他藥物到達病變部位，就好似「定位儀」一樣。掌握了這些藥物，臨床用藥時就能指哪打哪。

常用的引經藥，按部位來歸類。

1. 引藥達頭面　菊花、川芎、蔓荊子、蒼耳子、辛夷花、槁本等。引藥達額頭：白芷。引藥達頭兩側：川芎。引藥達目部：菊花。引藥達鼻部：蒼耳子、辛夷花。引藥達巔頂：槁本。引藥上行於頭：蔓荊子。

2. 引藥達上肢　桑枝、桂枝。其中引藥達左上肢的為桂枝，引藥達右上肢的為桑枝。

3. 引藥達頸部　葛根。

4. 引藥達背部　薑黃、防風。

5. 引藥達腰背部　杜仲、川續斷。

6. 引藥達胸腹部　木香、砂仁。

7. 引藥達少腹部　小茴香、艾葉。

8. 引藥達下肢　木瓜、牛膝、雞血藤、防己。

9. 引藥走督脈　狗脊。

10. 引藥達皮膚　蟬蛻。

11. 引藥入胃　半夏。

12.引藥入肺　桑白皮。

13.引藥入肝　柴胡、當歸。

14.引藥入心　丹參、黃連、石菖蒲。

15.引藥入脾　蒼朮、白朮。

16.引藥入骨　威靈仙、油松節。

17.引藥上行　柴胡、升麻、桔梗、蔓荊子。

18.引藥下行　牛膝、代赭石、旋覆花。

用藥如用兵，引經要分清；立方有法度，四兩撥千斤。

方良還需藥優

（一）貨真價實——道地藥材

中醫講究藥材的生產地，不同地域出產的相同品種藥材，由於氣候、土質等多因素的不同，其功效也不一樣，故中藥有道地藥材之說。道地藥材之說源於唐代「藥王」孫思邈（五八一—六八二）。道在唐代是一個區域劃分，不是行政劃分。貞觀元年（六二七），唐太宗根據自然地理形勢，將全國劃分為關內、河南、河東、河北、山南、隴右、淮南、江南、劍南、嶺南十道。孫思邈認為，人之生命貴於千金，故撰《備急千金要方》。晚年，又撰《千金翼方》以補其不足。在《千金翼方》「藥出州土第三」篇中，首次記載各州之良藥，相當於今天的道地藥材。論曰：「按本草所出郡縣皆是古名，今之學人卒尋而難曉，自聖唐開闢，四海無外，州縣名目，事事惟新，所以須甄明即因土地名號，後之學人容易即知，其出藥土地，凡一百三十三州，合五百一十九種，其餘州土皆有不堪進禦，故不繁錄耳。」意思是說，古代的本草書上，記載草藥的出產地郡縣名都是古名，今人不易明白指的是當今某個縣，為便於今人應用，他選擇記錄了當代常用的五一九種藥物，以及一三三州主產地，其他地方出產的就不收錄了。為此，古今醫家都喜歡使用道地藥材。在中醫處方箋上，許多藥名前標有「川」「雲」「廣」等產地，「川」即四川，「雲」即雲南，「廣」即廣東、廣西。道地藥材是指歷史悠久、產地適宜、品種優良、產量宏豐、炮製考究、療效突出、帶有地域特點的藥材，因生產較為集中，栽培技術、採收、加工也都有一定的講究，從而較同種藥材在其他地區所產者品質佳、療效好。

道地藥材的確定，目前主要有四種情況：①指同種異地出產的藥材，在品質上有明顯差異，如人參、地黃、杜仲、當歸等，產地不同藥效差異很大，常把某地出產的藥材稱為「道地藥材」，而其他產地出產的則叫「非道地藥材」。②指原產其他國的藥物流傳入中國之後，經過發展，在中國某些或某一地區已經引種成功，如紅花、木香等。③指加工工藝的考究，其「道地」所在主要是指工藝上。④指一些正品藥物的代用品，這些代用品相對於「道地」的正品藥物而言，就是「非道地」的藥材了。

傳統的道地藥材，主要有「浙八味」「八大祁藥」「四大懷藥」。

浙八味：杭菊花、杭麥冬、白芍、白朮、玄參、延胡索、溫鬱金、浙貝母。

八大祁藥：菊花、山藥、紫菀、北沙參、薏苡仁、荊芥穗、白芷、天花粉。

四大懷藥：懷地黃、懷山藥、懷牛膝、懷菊花。

（二）錦上添花——中藥炮製

中藥炮製是根據中醫藥理論，依照辨證施治用藥的需要和藥物自身性質，以及調劑、製劑的不同要求，所採取的製藥技術。其目的主要在於：①降低或消除藥物的毒性或副作用。②改變或緩和藥物的性能。③增強藥物功效。④改變或增強藥物作用的部位和趨向。⑤便於調劑和製劑。⑥有利於貯藏及保存藥效。⑦矯味矯臭，有利於服用。⑧提高藥物淨度，確保用藥品質。

中藥炮製方法通常分為修治、水制、火制、水火共制、其他制法5大類。①修治法：包括挑、篩、簸、揉、拌、去毛、磨、搗或擊、制絨。②水制法：包括洗、滔、漂、泡、飛。③火制法：包括烘、焙、炒（清炒、麩炒、鹽粒炒、米炒、土炒）、燙、煅（鐵鍋燜煅、鐵鍋煅、坩堝煅、直接火煅、灰火燜煅、爐火燜煅）、淬、炙（蜜炙、醋炙、酒炙、薑汁炙、鹽水炙、油炙、羊油炙）、煨（面漿或紙漿包煨、烘煨、重麩炒煨、米湯煨）。④水火共制法：包括煮（清水煮、酒煮、醋制、酒醋同煮）、蒸（清蒸、酒蒸、醋蒸）。⑤其他制法：複製法、發酵法、制霜法、發芽法等。

中藥炮製之後對藥物性味有不同程度的影響。如薑汁制梔子，通過「反制」糾正藥物過偏之性，能降低苦寒之性，以免傷中；膽汁制黃連，通過「從制」，使藥物的性味增強，增強黃連苦寒之性，所謂寒者益寒；酒制仙茅，增強仙茅溫腎壯陽作用，所謂熱者益熱；膽汁製成的天南星，將天南星辛溫燥濕的特性轉為苦涼，具有清熱化痰、息風定驚的功效，從而擴大了藥物的用途。其他還可以通過炮製，改變藥物的升降浮沉與歸經，如酒制引藥上行，鹽漬引藥下行入腎經，醋制入肝經，蜜制入脾經，鹽制入腎經等。

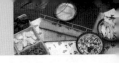

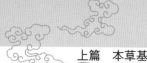

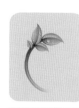

一加一大於二法則——中藥的配伍

古代醫家把單味藥的應用同藥與藥之間的配伍關係稱為藥物的「七情」。其中首先談到「單行」。單行就是指用單味藥治病。病情比較單純，選用一味針對性較強的藥物即能獲得療效。但是，絕大多數疾病複雜，單味藥不能勝任，為了增強療效，減低副作用，就必須進行多味藥物的相互配伍。前人總結的「七情」中，除「單行」外，其餘還有六個方面。

（一）相須

即性能功效相類似的藥物配合應用，以增強原有藥物單用的療效。如石膏與知母配合，能明顯增強清熱瀉火的作用；大黃與芒硝配合，能明顯增強攻下瀉熱的作用；全蠍、蜈蚣同用，能明顯增強止痙定搐的作用。

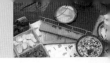

（二）相使

即在性能功效方面有某些共性，或性能功效雖不相同，但是治療目的一致的藥物配合應用，而以一種藥為主，另一種藥為輔，能提高主藥療效。如補氣利水的黃芪與健脾利水的茯苓配合，茯苓能提高黃芪補氣利水的作用；黃連配木香治濕熱瀉痢，腹痛裡急，以黃連清熱燥濕、解毒止痢為主，木香調中宣滯、行氣止痛，可增強黃連治療濕熱瀉痢的作用。

（三）相畏

即一種藥物的毒性反應或副作用，能被另一種藥物減輕或消除。如生半夏和生南星的毒性能被生薑減輕或消除，所以說生半夏和生南星畏生薑。

（四）相殺

即一種藥物能減輕或消除另一種藥物的毒性或副作用。如生薑能減輕或消除生半夏和生南星的毒性或副作用，所以說生薑殺生半夏和生南星的毒。由此可知，相畏、相殺實際上是同一配伍關係的兩種不同提法。

（五）相惡

即兩藥合用，一種藥物能降低另一種藥物原有功效，甚至喪失。如人參惡萊菔子，因萊菔子能削弱人參的補氣作用。相惡，只是兩藥的某方面或某幾方面的功效減弱或喪失，並非兩藥的各種功效全部相惡。

（六）相反

即兩種藥物合用，能產生或增強毒性反應或副作用。如「十八反」（甘草反甘遂、大戟、海藻、芫花；烏頭反貝母、瓜蔞、半夏、白蘞、白及；藜蘆反人參、沙參、丹參、玄參、細辛、芍藥）、「十九畏」（硫黃畏樸硝，水銀畏砒霜，狼毒畏密陀僧，巴豆畏牽牛，丁香畏鬱金，川烏、草烏畏犀角，牙硝畏三棱，官桂畏赤石脂，人參畏五靈脂）。

「十八反」歌訣：

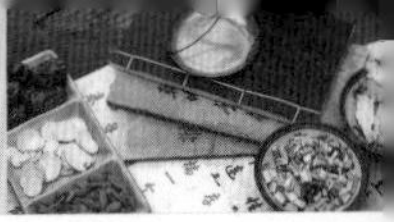

本草明言十八反，半蔞貝蘞及攻烏；
藻戟遂芫具戰草，諸參辛芍叛藜蘆。

「十九畏」歌訣：

硫黃原是火中精，樸硝一見便相爭。
水銀莫與砒霜見，狼毒最怕密陀僧。
巴豆性烈最為上，偏與牽牛不順情。
丁香莫與鬱金見，牙硝難合京三棱。
川烏草烏不順犀，人參最怕五靈脂。
官桂善能調冷氣，若逢石脂便相欺。
大凡修合看順逆，炮爁炙煿莫相依。

臨床上，我們要儘量避免「十八反」，但這也不是絕對，張仲景的方子中也有附子與半夏同用者。不過，我們不能貿然試用。

方劑的組成

（一）七方

七方，始見於《黃帝內經》，即指大方、小方、緩方、急方、奇方、偶方、複方。

1. 大方　指藥味多或藥味少而藥量大，以治療邪氣強盛，或治下焦重病，需頓服的方劑，如治陽明腑實證的大承氣湯。

2. 小方　指藥味少或藥味多而藥量小，以治療邪氣輕淺，或治療上焦疾病的方劑，如辛溫解表輕劑蔥豉湯。

3. 緩方　指藥性緩和，可長期服用，適用於慢性虛弱性病證的方劑，如治中氣虛弱、脾運不健的四君子湯。

4. 急方　指藥性猛峻而用於病勢危急，需迅速救治，急於取效的方劑，如回陽救逆的四逆湯。

5. 奇方　指單味藥的方或合於單數藥物的方劑，如治療少陰病咽痛的甘草湯。

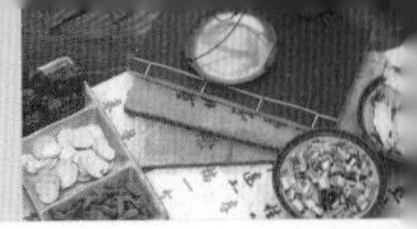

6.偶方　指兩味藥的方或藥物合於雙數的方劑，如治療肝腎陰虛的二至丸。

7.複方　指兩方或數方結合使用而治療複雜疾病的方劑，如治療氣血兩虛的八珍湯，由治氣虛的四君子湯和治血虛的四物湯組成。

(二)十劑

十劑的分類方法，據李時珍《本草綱目》序中記載為徐之才始創，至宋代《聖濟總錄》始名「十劑」。十劑，即指宣劑、通劑、補劑、泄劑、輕劑、重劑、澀劑、滑劑、燥劑、濕劑。

1.宣劑　即「宣可決壅」，是指鬱塞的病，可以用宣劑達到散的目的，如《傷寒論》中湧吐痰食的瓜蒂散。

2.通劑　即「通可去滯」，是指留滯之證，可以用通劑達到遁利的目的，如《傷寒論》中治水蓄不行之證的五苓散。

3.補劑　即「補可扶弱」，是指虛弱的病證，可以用補劑達到去弱的目的，如《太平惠民和劑局方》中治脾肺氣虛證的四君子湯。

4.泄劑　即「泄可去閉」，是指病邪形成的實證，可以用泄劑達到瀉除實邪的目的，如《傷寒論》中治水停脅下證的十棗湯。

5.輕劑　即「輕可去實」，是指風邪在表的實證，可以用輕劑達到發散的目的，如《傷寒論》中治風寒表實證的麻黃湯。

6.重劑　即「重可鎮怯」，是指質重的藥劑，可以達到鎮墜、鎮靜的目的，如《蘭室秘藏》中治驚悸失眠證的朱砂安神丸。

7.澀劑　即「澀可固脫」，是指收斂的藥方，可以達到固澀的目的，如《醫方集解》中治遺精的金鎖固精丸。

8.滑劑　即「滑可去著」，是指在體內的有形實邪，凝結於體內，可以用滑劑達到滑利的目的，如《普濟方》中治石淋的石韋散。

9.燥劑　即「燥可去濕」，是指濕邪停滯，可以用燥濕的方劑達到治療的目的，如《太平惠民和劑局方》中治濕濁內盛的大便溏薄證的平胃散。

10.濕劑　即「濕可潤燥」，是指津血枯燥的病證，可以用滋潤的方劑達到治療的目的，如《洪氏集驗方》中治虛勞乾咳證的瓊玉膏。

中藥劑型因病因人而異

（一）常見中藥劑型

中藥劑型傳統的有丸、散、膏、丹、酒、露、湯、飲、膠、茶、糕、錠、線、條、棒、釘、灸、熨、糊等。經過技術改良的現代劑型有片劑、膠囊劑、顆粒劑、氣霧劑、注射劑、膜劑等。

目前中藥劑型的分類有一種是按給藥途徑和方法，例如經胃腸道給藥的劑型有合劑、糖漿劑、顆粒劑、丸劑、片劑等；經直腸給藥的劑型有灌腸劑、栓劑等。非胃腸道給藥中注射給藥的劑型有靜脈、肌內、皮下、皮內及穴位注射劑；呼吸道給藥的劑型有氣霧劑、吸入劑等；皮膚給藥的劑型有洗劑、搽劑、軟膏劑、糊劑、塗膜劑、透皮貼膏等；黏膜給藥的劑型有滴眼劑、滴鼻劑、口腔膜劑、舌下片劑、含漱劑等。這種分類方法與臨床用藥聯繫較好，能反映給藥途徑與方法以及對劑型製備的工藝要求，但同一劑型往往有多種給藥途徑，可能多次出現於不同分類的給藥劑型中。

另一種主要是按劑型的形態分類，可將其分為經過溶解、攪拌的液體劑型（如湯劑、酒劑、露劑、注射劑等），經過熔化或研勻製備的半固體劑型（如軟膏劑、糊劑等），經過粉碎、混勻的固體劑型（如顆粒劑、片劑、栓劑、膜劑等）和氣體劑型（如氣霧劑、吸入劑等）。

常見中藥劑型有：

1. 固體製劑　具有製劑穩定，攜帶和使用方便的特點。

(1)散劑：係指藥材或藥材提取物經粉碎、均勻混合而製成的粉末狀製劑，分為內服散劑和外用散劑。散劑粉末顆粒的粒徑小，容易分散，起效快。外用散劑的覆蓋面積大，可同時發揮保護和收斂作用。散劑製備工藝簡單，劑量易於控制，便於嬰幼兒服用。但也應注意散劑由於分散度大而造成吸濕性、化學活性、氣味、刺激性等方面的影響。

(2)顆粒劑：係指藥材的提取物與適宜的輔料或藥材細粉，製成具有一定粒度的顆粒狀劑型。顆粒劑既保持了湯劑作用迅速的特點，又克服了湯劑臨用時煎煮不便的缺點，且口味較好、體積小，但易吸潮。根據輔料不同，可分為無糖顆粒劑型和有糖顆粒劑型，近年來無糖顆粒劑型的品種逐漸增多。

(3)膠囊劑：係指將藥材用適宜方法加工後，加入適宜輔料填充於空心膠囊，或密封於軟質囊材中的製劑，可分為硬膠囊、軟膠囊（膠丸）和腸溶膠囊等，主要供口服。膠囊劑可掩蓋藥物的不良氣味，易於吞服；能提高藥物的穩定性及生物利用度；對藥物顆粒進行不同程度包衣後，還能定時、定位釋放藥物。

(4)丸劑：係指將藥材細粉或藥材提取物，加適宜的黏合劑，或其他輔料製成的球形或類球形製劑，分為蜜丸、水蜜丸、水丸、糊丸、蠟丸、濃縮丸等類型。其中，蜜丸分為大蜜丸、小蜜丸，水蜜丸的含蜜量較少；水丸崩解較蜜丸快，便於吸收；糊丸釋藥緩慢，適用於含毒性成分或藥性劇烈成分的處方；蠟丸緩釋、長效，且可達到腸溶效果，適合毒性和刺激性較大藥物的處方；濃縮丸服用劑量較小。

(5)滴丸劑：係指藥材經適宜的方法提取、純化、濃縮，並與適宜的基質加熱熔融混勻後，滴入不相混溶的冷凝液中，收縮冷凝而製成的球形或類球形製劑。滴丸劑服用方便，可含化或吞服，起效迅速。

(6)片劑：係指將藥材提取物，或藥材提取物加藥材細粉，或藥材細粉與適宜輔料混勻壓制成的片狀製劑。主要供內服，也有外用或其他特殊用途者。其品質較穩定，便於攜帶和使用。按藥材的處理過程，可分為全粉末片、半浸膏片、浸膏片、提純片。

(7)膠劑：係指以動物的皮、骨、甲、角等為原料，水煎取膠質，經濃縮乾燥製成的固體塊狀內服製劑，含豐富的動物水解蛋白類等營養物質。作為傳統的補益藥，多烊化兌服。

(8)栓劑：系由藥材提取物或藥材細粉，與適宜基質混合，製成供腔道給藥的製劑。既可作為局部用藥劑型，又可作為全身用藥劑型。全身用藥時，不經過胃，且無肝臟首渡效應（分解作用），生物利用度優於口服；對胃的刺激性和肝的副作用小，對不能口服藥物的患者尤為適宜。

(9)丹劑：係指由汞及某些礦物藥，在高溫條件下，燒煉製成不同結晶形狀的無機化合物，如紅升丹、白降丹等。此劑型含汞，毒性較強，只能外用。

⑽貼膏劑：係指將藥材提取物、藥材和（或）化學藥物，與適宜的基質和基材，製成供皮膚貼敷，可產生局部或全身作用的一類外用製劑。包括橡膠膏劑、巴布膏劑和貼劑等。貼膏劑用法簡便，兼有外治和內治的功能。近年來發展起來的巴布膏劑，是以水溶性高分子材料為主要基質，加入藥物製成的外用製劑，和傳統的中藥貼膏劑相比，能快速、持久地透皮釋放基質中所包含的有效成分，具有給藥劑量較準確、吸收面積小、血藥濃度較穩定、使用舒適方便等優點。

⑾塗膜劑：係指由藥材提取物或藥材細粉，與適宜的成膜材料，加工製成的膜狀製劑。可用於口腔科、眼科、耳鼻喉科、創傷科、燒傷科、皮膚科及婦科等。作用時間長，且可在創口形成一層保護膜，對創口具有保護作用。一些鼻腔、皮膚用藥膜，亦可起到全身作用。

2.半固體劑型

(1)煎膏劑：係指將藥材加水煎煮，取煎煮液濃縮，加煉蜜或糖（或轉化糖）製成的稠厚狀半流體製劑，適用於慢性病或需要長期連續服藥的疾病。傳統膏滋屬於此劑型，以滋補為主而兼治療作用。

(2)軟膏劑：係指將藥材提取物或藥材細粉，與適宜基質混合，製成半固體外用製劑。常用基質分為油脂性、水溶性和乳劑基質。

(3)凝膠劑：係指藥材提取物與適宜基質製成、具有凝膠特性的半固體，或稠厚液體製劑。按基質不同，可分為水溶性凝膠和油性凝膠。適用於皮膚黏膜及腔道給藥。

3. 液體製劑

(1)合劑：係指藥材用水或其他溶劑，採用適宜方法提取製成的口服液體製劑，是在湯劑基礎上改進的一種劑型，易吸收，能較長時間貯存。

(2)口服液：係指在合劑的基礎上，加入矯味劑，按單劑量灌裝，滅菌製成的口服液體製劑。口感較好，近年來無糖型口服液逐漸增多。

(3)酒劑：係指將藥材用蒸餾酒提取製成的澄清液體製劑。酒劑較易吸收。小兒、孕婦及對乙醇過敏者不宜服用。

(4)酊劑：係指將藥材用規定濃度的乙醇提取或溶解，製成的澄清液體製劑。有效成分含量高，使用劑量小，不易黴敗。小兒、孕婦及對乙醇過敏者不宜服用。

(5)糖漿劑：係指含藥材提取物的濃蔗糖水溶液。比較適宜兒童使用，糖尿病患者慎用。

(6)注射劑：係指藥材經提取、純化後製成的供注入體內的溶液、乳狀液及供臨用前配製成溶液的粉末或濃溶液的無菌製劑。藥效迅速，便於昏迷、急症、重症、不能吞咽或消化系統障礙患者使用。

4. 氣體劑型　氣霧劑：係指將藥材提取物、藥材細粉，與適宜的拋射劑，共同封裝在具有特殊閥門裝置的耐壓容器中，使用時借助拋射劑的壓力，將內容物噴出，呈霧狀、泡沫狀或其他形態的製劑。其中以泡沫形態噴出的稱泡沫劑。不含拋射劑，借助手動泵的壓力，或其他方法，將內容物以霧狀等形態噴出的製劑為噴霧劑。可用於呼吸道吸入以及皮膚、黏膜或腔道給藥。

（二）中藥劑型創新

傳統的中藥製劑有湯、丸、散、膏、丹等。在漫長的醫療實踐中，醫家們積累了豐富的經驗，在防病治病方面發揮了巨大作用。但與現代藥物制「三效」（高效、速效、長效）和「三小」（劑量小、毒性小、副作用小）的目標相對照，中藥製劑無論在品種還是品質上都不能滿足現代人對醫療製劑的要求。這是中藥走向世界的主要障礙，也是阻礙中醫藥現代化的重要因素。中藥劑型的改革勢在必行。

回顧現代藥劑學的發展歷程，現代藥劑學經歷了物理藥劑學、生物藥劑學和臨床藥劑學三個重要階段，其結果是打破了化學結構是唯一決定藥物療效的傳統觀念，證明劑型因素同樣制約著藥物的作用效果。西藥製劑從其發展進程來說分為四代：第一代是常規製劑，第二代是長效和緩釋製劑，第三代是控釋製劑，第四代是靶向製劑。目前，中藥劑型的改革基本上在走西藥製劑發展的道路，其主要表現有以下四個方面。

1.**緩釋製劑的研究**　如雷公藤緩釋片所含乙酯提取物與普通片相當，每日劑量一致，但生物利用度提高，毒副作用減輕。用網狀多孔性纖維材料製備的複方山綠茶緩釋袋泡劑，在一～八小時內總黃酮可按零級釋藥，每日一袋用於治療高血壓和高脂血症療效滿意。

2.**靶向製劑的研究**　如散結化瘀沖劑浸膏與氟尿嘧啶混合物的磁性微球，包球率達八十三％；

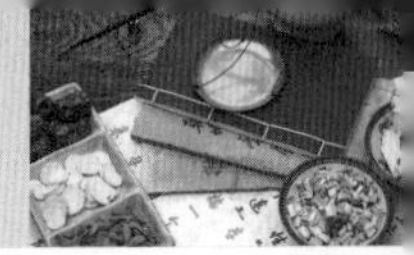

人蔘皂苷脂質體增強了藥物的靶向性和生物利用度；漢防己甲素經脂質體包裹後細胞毒性減輕。

3.透皮製劑的研究　透皮製劑具有可克服首過效應、減輕毒副作用和可隨時去掉的優點，日益受到人們的青睞。膏藥被認為是一種傳統的透皮製劑。將黃連膏貼於大鼠背部後，可用高效液相層析儀（HPLC）測到尿中的黃連素。目前還致力於中藥透皮催化藥物的研究，如薄荷醇、冰片被認為有著悠久的歷史，不但積累了豐富的治療經驗，而且也孕育了博大精深的理論。中藥外治法的研究方興未艾，發展前途無量。

4.其他製劑的研究　為適應急症治療的注射劑，如雙花黃連針、清開靈針等；為適應臨床各科的新劑型還有灌腸劑、栓劑、噴霧劑、氣霧劑、塗膜劑、膜劑、乳劑、滴丸和滴鼻劑等。現在已有單味藥顆粒劑問世，其提取方法類似奶粉提取工藝，既可單用，亦可相互配伍使用，不必蒸煮，沖飲即可，既保留了湯劑隨症加減的優勢，又克服了攜帶使用不便、保存性差的不足，是湯劑改革的重要舉措。

中藥劑型的改革必須掌握三個原則：一是始終要堅持中醫理論的指導，舍此，即不成為中藥劑型；二是中藥製劑應該是具有穩定明確的成分指標，以及可重複的藥理和臨床效用資料的「標準化製劑」，只有這樣，才能真正實現中藥製劑的現代化，才能為全世界所接受；三是堅持療效至上，有的處方製成新劑型後藥效明顯降低，這可能是由於藥物的性質不適於新的劑型，也有可能是由於製劑工藝的改變而導致有效成分的損失。但無論如何，療效不理想的新劑型絕不是成功的劑型改革。

中篇

常用本草食材

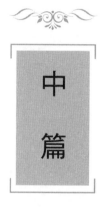

植物類

一、花類

扁豆花

【別名】　南豆花。

【來源】　豆科植物扁豆，七～八月採收未完全開放的花，曬乾或陰乾。以朵大、色白、氣香者為佳，鮮用時隨用隨採。主產於浙江、安徽、河南。

【性味歸經】　性平，味甘，歸脾、胃、大腸經。

【功效主治】　解暑化濕，止瀉止帶。用於中暑發熱，嘔吐瀉泄，白帶。

【用法用量】　內服，三～九克。鮮者加倍。

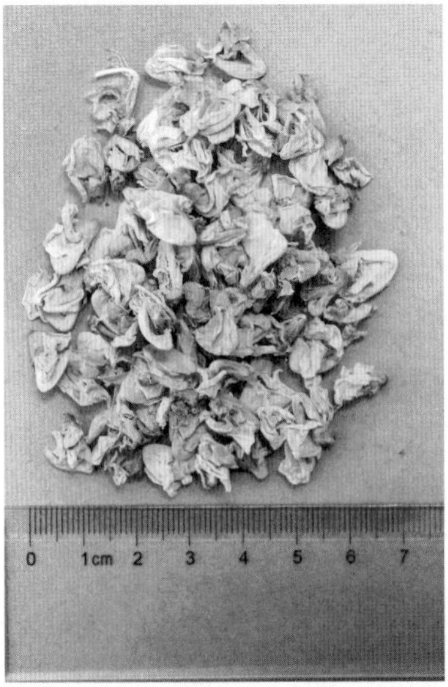

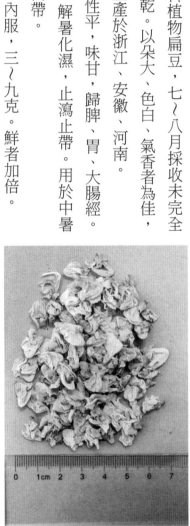

【禁忌】扁豆花內含血凝素，不可過量服用。

【成分、藥理】花含有原花青苷、黃酮類、花青素、香豆精等，可抑制宋氏、福氏志賀菌生長而發揮抗菌作用。

【藥治】

豆花散　健脾化濕，治婦女白崩不止。扁豆花（紫者勿用）焙乾為末，炒米煮飲入燒鹽，空心服（《世醫得效方》）。

【食養】

豆花餛飩　化濕止瀉。可用於瀉痢者。扁豆花正開者，擇淨勿洗，以滾湯瀹過，和小豬脊肉一條，蔥一根，胡椒七粒，醬汁拌勻，就以瀹豆花汁和麵包作小餛飩，炙熟食之（《必用食治方》）。

玳玳花

【別名】代代花、枳殼花、酸橙花。

【來源】為芸香科柑橘屬植物玳玳花的花蕾。五～六月採摘花蕾，先用急火烘至七八成乾，呈現黃色後，再用文火烘至全乾，切勿烘焦。主產於江蘇、

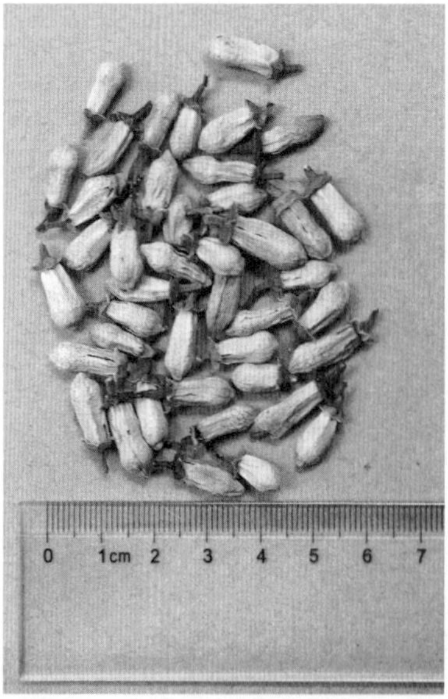

浙江。

【性味歸經】性微寒，味苦、酸，歸肝、胃經。

【功效主治】行氣寬中，消食化痰。用於胸中痞悶，脘腹脹痛，嘔吐食少。

【用法用量】內服，三～九克。鮮者加倍。外用：搗敷。

【成分藥理】花蕾含揮發油，油中主要含檸檬烯、芳樟醇、香葉醇、香茅醇、纈草酸等。玳玳花全草都含有強心苷和非強心苷的多種成分，具有強心、利尿、鎮靜及減慢心率的功能，能降低神經系統的興奮性和脊髓反射功能亢進。

【藥治】

五花飲　理氣養胃。治胸中痞悶、脘腹脹痛諸證。綠萼梅、厚樸花、玫瑰花、佛手花、玳玳花（魏長春方）。

【食養】

玳玳花茶　行氣寬中，消食去脂。可用於腹脹、小腹贅肉較多者。

丁香

【別名】公丁香（花蕾）、母丁香（果實）。

【來源】桃金娘科植物丁香的花蕾和果實。花蕾開始呈白色，漸次變綠色，最後呈鮮紅色時可採集。將採得的花蕾除去花梗，曬乾即成。藥材主產於坦尚尼亞、馬來西亞、印尼等地。以個大、粗壯、色紅棕、油性足、能沉於水、香氣濃郁、無碎末者為佳。個小，香味淡，有碎末的不宜選購。以公丁香為佳。

【性味歸經】 性溫，味辛，歸脾、胃、肺、腎經。

【功效主治】 溫中降逆，補腎助陽。用於脾胃虛寒，呃逆嘔吐，食少吐瀉，心腹冷痛，腎虛陽痿。

【用法用量】 內服，一～三克。

【禁忌】 不宜與鬱金同用。熱病及陰虛內熱者忌服。

【成分藥理】 花蕾（公丁香）含揮發油（含丁香酚、乙醯丁香酚及少量的丁香烯、甲基正戊酮、甲基正庚酮、香莢蘭醛），尚含齊墩果酸、鞣質、脂肪油及臘。果實（母丁香）含揮發油。能驅蛔蟲、鉤蟲，並對葡萄球菌、鏈球菌、大腸桿菌、傷寒桿菌、綠膿桿菌等有抑制作用，還可緩解腹部脹氣，增加胃液分泌，增強消化能力，減輕噁心嘔吐。丁香油及丁香酚對皮膚真菌均有抑制作用，且對皮膚無刺激，吸收良好。

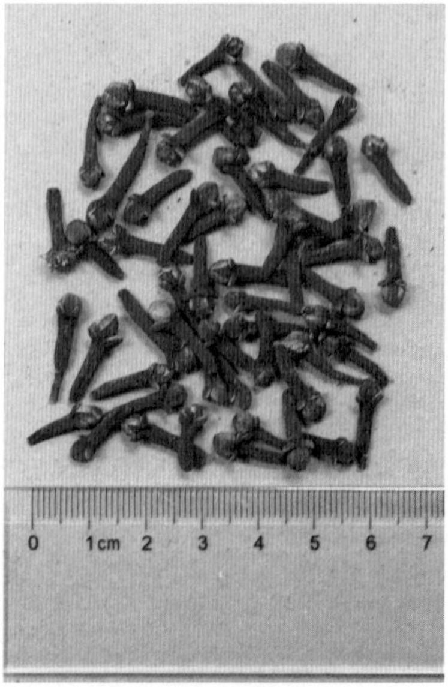

【藥治】

1.丁香柿蒂湯　溫中益氣，降逆止呃。治胃氣虛寒，呃逆不已，胸痞脈遲者。臨床常用於治療神經性呃逆、膈肌痙攣等屬胃中虛寒者。丁香六克，生薑、柿蒂各九克，人參三克。水煎服（《症因脈治》）。

2.代針膏　溫陽排膿。治癰疽膿熟不潰。乳香二分，巴豆（去殼炒焦）、鹼、白丁香各五分。為細末，水調點瘡頭上，常以鹼水潤之，勿令乾（《外科理例》）。

3.丁香散　益氣溫中，降逆止嘔。治妊娠霍亂吐瀉、煩悶。丁香半兩，人參（去蘆頭）半兩，陳橘皮（湯浸去白瓤，焙）三分。為末，入生薑半分，棗五枚，水煎，溫分三服（《太平聖惠方》）。

【食養】

1.調味　主要用於肉類、糕點、醃制食品、炒貨、蜜餞、飲料的製作調味。

2.丁香粥　溫中暖胃，補腎助陽。用於胃脘冷痛、不思飲食、腎虛陽痿以及脾胃虛寒者。取丁香五克，百米一〇〇克，薑少許，紅糖適量。洗淨丁香、薑片，一同放入鍋中，加入適量清水，煎汁待用；洗淨白米，放入砂鍋，加入清水，以大火煮沸，加入紅糖，轉小火熬粥，粥成後加入丁香汁。早、晚空腹溫服，每日一劑。

3.丁香雞　溫中降逆，散寒止痛。可用於脾胃虛弱、反胃嘔吐所致的胃痛。取丁香五克，胡椒粉五克，筍片十五克，香菇二十五克，鹽少許，蔥、薑各適量，料酒少許，雞一隻。洗淨材料，筍片、香菇分別切片，雞剁成塊，過沸水汆燙，一同放入砂鍋，加入適量清水、蔥、薑、料酒、丁香，大火煮沸後轉小火煮四十五分鐘，臨起鍋加入鹽調味即可。佐餐食用，每週一次。

槐花（附：槐米）

【別名】　槐蕊、槐花米、豆槐。

【來源】　豆科植物的花及花蕾，每年夏季，花初開時採，習稱「槐花」；花未開時採收花蕾，習稱「槐米」。炮製方法有三種：一是除去雜質及灰屑，當日曬乾，為槐花；二是取淨槐花，按清炒法炒至表面深黃色，為炒槐花；三是取淨槐花，按炒炭法炒至表面焦褐色，為槐花炭。

【性味歸經】　性微寒，味苦，歸肝、大腸經。

【功效主治】　涼血止血，清肝瀉火。用於便血，痔血，血痢，崩漏，吐血，衄血，肝熱目赤，頭痛眩暈。

【用法用量】　內服，五～九克。外用適量。

【禁忌】　脾胃虛寒及陰虛發熱者慎服。

【成分藥理】　槐花含蘆丁、槲皮素、鞣質、槐花二醇、維生素A等物質。蘆丁能改善微血管功能，

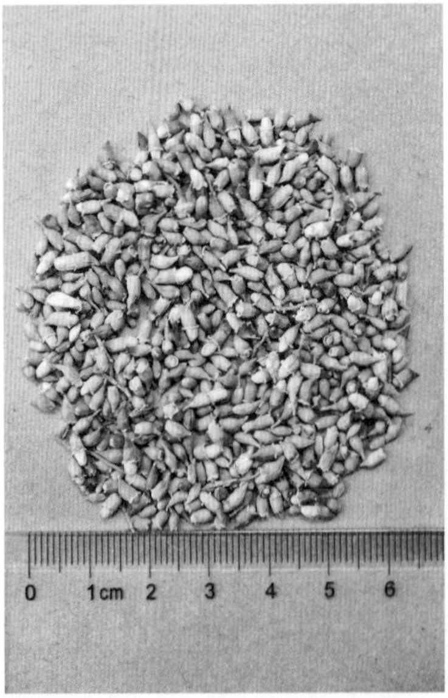

防止因微血管脆性過大、滲透性過高引起出血。

【藥治】

1.槐花散　涼血止痢。治血痢久不止，無腹痛及裡急後重者。青皮、槐花、荊芥穗各等分。水煎，空腹熱服（《潔古家珍》）。

2.地榆散　涼血止血。治腸痔，下部生核腫痛，發寒熱，出血。地榆、甘草（生炙各半）、陳槐花（生炒各半）各一兩。為細末。每服二錢匕，以濃煎枳殼、桑根白皮湯調下，食前服（《聖濟總錄》）。

3.蒲槐散　涼血止血。治鼻衄不止。蒲黃、槐花各半兩，防己、人參各一分。為細末，每服一錢匕，以水調下，食後服（《聖濟總錄》）。

4.槐花酒　清肝瀉火。治發背及一切腫毒焮痛，膿已成或未成。槐花四五兩，炒黃，趁熱入酒二杯，煎沸，熱服（《壽世保元》）。

5.黃連閉管丸　清肝瀉火，散瘀排膿。治痔漏成管。胡黃連（淨末）一兩，穿山甲（麻油內煮黃）、石決明（煅）、槐花（微炒）各五錢。為末，蜜丸如麻子大。每服一錢，空腹米湯送下，日二服。如漏四邊有硬肉突起者，加蠶繭二十個，炒末和入藥中（《外科正宗》）。

【食養】

1.槐花飯　清肝瀉火。可用於肝火偏旺者。採半開槐花，以清水洗瀝乾淨，放進盆裡，倒入麵粉，攪拌後倒入放好紗布的籠屜上，並在槐花堆中扎幾個出氣孔，上火蒸十餘分鐘即可食用。

2. 槐花芝麻肉餅　滋陰潤燥，涼血明目。可用於肝腎虧虛，陰虛血熱，長期伏案工作有痔瘡者。鮮嫩槐花三〇〇克，太白粉二五〇克，豬肉二〇〇克，油、鹽、雞蛋、蔥、芝麻等各適量。將豬肉剁成肉末，與槐花、雞蛋液、太白粉、蔥、鹽、油等調成肉泥，外黏炒熟的芝麻壓成圓餅。熱鍋上油，燒至六成熱，將槐花圓餅逐個炸至金黃色撈出，瀝乾油即可。

3. 菊槐茶　清肝明目，疏風降火。可用於目赤、眼目昏花、消渴等症。槐花、菊花、綠茶各三克，赤砂糖適量。將槐花、菊花與茶葉同放在茶壺中，以沸水沏泡，調入適量的赤砂糖，即可飲用。

金銀花

【別名】 銀花、雙花、二寶花。

【來源】 忍冬科植物忍冬的乾燥花蕾或帶初開的花。夏初花開放前採收，乾燥。以山東產量最大，河南產的品質較佳。

【性味歸經】 性寒，味甘，歸肺、心、胃經。

【功效主治】 清熱解毒，疏散風熱。用於癰腫疔瘡，喉痹，丹毒，熱毒血痢，風熱感冒，溫病發熱。

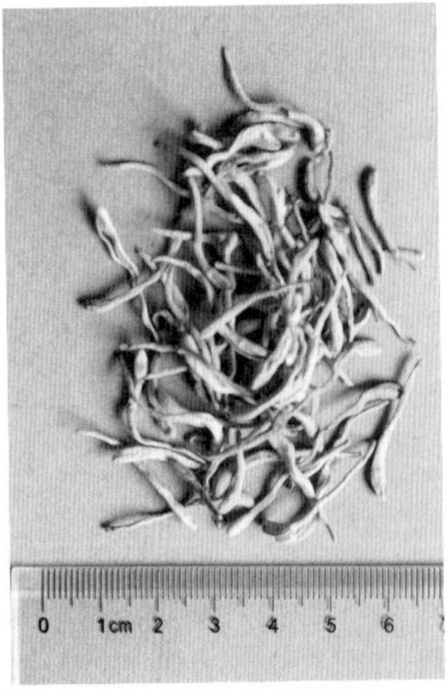

用。

【用法用量】　內服，六～十五克。

【禁忌】　脾胃虛寒及氣虛瘡瘍膿清者慎服。

【成分藥理】　花含木犀草素、肌醇約一%及皂苷、鞣質等。具有抗菌、解熱、抗內毒素作用。

【藥治】

1. 銀翹散　辛涼透表，清熱解毒。治太陰風溫、溫熱，冬溫初起，但熱不惡寒而渴者。金銀花一兩，連翹一兩，苦桔梗六錢，薄荷六錢，竹葉四錢，生甘草五錢，荊芥穗四錢，淡豆豉五錢，牛蒡子六錢。上杵為散，每服六錢，鮮葦根湯煎服（《溫病條辨》）。

2. 回瘡金銀花散　清熱解毒。治瘡瘍痛，色變紫黑者。金銀花（連衣）二兩，黃芪四兩，甘草一兩。上銼細，酒一升，入瓶內，閉口（《活法機要》）。

【食養】

1. 銀花漱口液　托毒解毒。可用於咽喉炎、口腔潰瘍等。金銀花十五克，生甘草三克，煎水含漱。

2. 金銀花飲　開胃消食。可用於熱病後期，餘熱未清，胃納欠佳者。金銀花、山楂熱水沖泡，代茶飲。

3. 三花茶　清熱解毒。可用於頭痛口渴、咽喉腫痛。金銀花一〇克，菊花一〇克，茉莉花三克，加入沸水泡茶飲用。

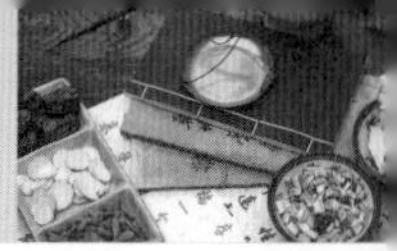

菊花

【別名】 滁菊、亳菊、杭菊、貢菊。

【來源】 菊科植物菊的乾燥頭狀花序。九～十一月花盛開時分批採收，陰乾或焙乾，或熏、蒸後曬乾。藥材按產地和加工方法不同，分為「亳菊」「滁菊」「貢菊」「杭菊」。亳菊：呈倒圓錐形或圓筒形，有時稍壓扁呈扇形，直徑一・五～三公分，離散。氣清香，味甘、微苦。滁菊：呈不規則球形或扁球形，直徑一・五～二・五公分。貢菊：呈扁球形或不規則球形，直徑一・五～二・五公分。杭菊：呈碟形或扁球形，直徑二・五～四公分。

【性味歸經】 性微寒，味甘、苦，歸肺、肝經。

【功效主治】 散風清熱，平肝明目。用於風熱感冒，頭痛眩暈，目赤腫痛，眼目昏花。

【用法用量】 內服，五～九克。

【禁忌】 脾胃虛寒者慎用。

【成分藥理】 花和莖含揮發油，並有腺嘌呤、膽鹼、水蘇鹼等。花又含菊苷、胺基酸、黃酮類及微量維生素B_1。揮發油主要含龍腦、樟腦、菊油環酮等。

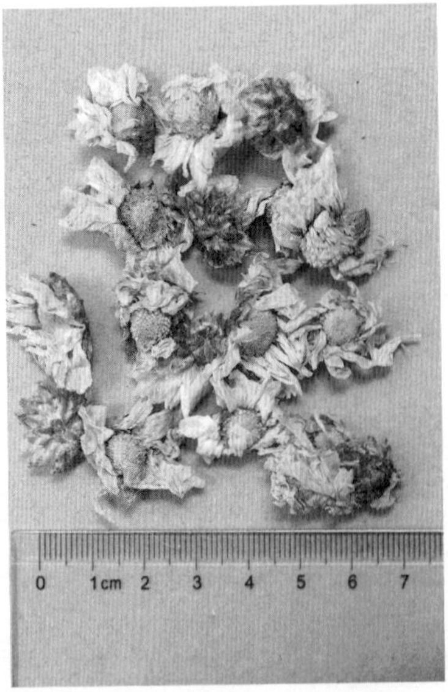

黃酮類有木犀草素—7—葡萄糖苷、大波斯菊苷、刺槐苷。尚含丁二酸二甲基醯肼。有抗病原體、增強微血管抵抗力作用。

【藥治】

1.桑菊飲　辛涼解表，疏風清熱，宣肺止咳。治太陰風溫，但咳，身不甚熱，微渴者。杏仁二錢，連翹一錢五分，薄荷八分，桑葉二錢五分，菊花一錢，苦桔梗二錢，甘草八分，葦根二錢。水二杯，煮取一杯，日三服（《溫病條辨》）。

2.杞菊地黃丸　滋腎養肝。治肝腎不足，虛火上炎，目赤腫痛，久視昏暗，迎風流淚，怕日羞明，頭暈盜汗，潮熱足軟。枸杞子、甘菊花、熟地黃、山茱萸、懷山藥、白茯苓、牡丹皮、澤瀉。煉蜜為丸（《醫級》）。

3.菊睛丸　補腎明目。治肝腎不足，眼目昏暗。甘菊花四兩，巴戟（去心）一兩，蓯蓉（酒浸，去皮，炒，切，焙）二兩，枸杞子三兩。上為細末，煉蜜丸，如梧桐子大。每服三十丸至五十丸，溫酒或鹽湯下，空心食前服（《太平惠民和劑局方》）。

【食養】

1.涼拌菊花　清肝明目。用於有糖尿病、高血壓患者的涼拌菜。蘋果絲、梨絲與菊花可做成沙拉；黃瓜絲、胡蘿蔔絲與菊花配製無糖型涼菜。

2.菊花羹　去煩熱，利五臟。可用於頭暈目眩、風熱上擾之症。將菊花與銀耳或蓮子煮或蒸成羹食，加入少許冰糖。

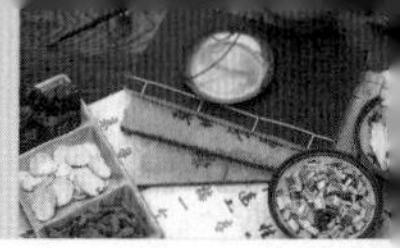

3.菊花膏　疏風清熱，平肝明目。可用於肝火旺盛、用眼過度導致的雙眼乾澀之症。以鮮菊花加水煎熬，濾取藥汁並濃縮，兌入煉好的蜂蜜，製成膏劑。

4.菊花糕　清涼去火。可用於目赤、咽疼、耳鳴、風熱感冒等症。把菊花拌在米漿裡，蒸製成糕，或用綠豆粉與菊花制糕。

5.菊花茶　平肝明目。可用於頭昏腦漲、目赤腫痛、喉嚨痛、肝火旺以及血壓高的人群，以消除眼睛水腫及疲勞。用菊花泡茶，每次放上七、八粒，再用沸水沖泡二~三分鐘即可。待水七八成熱時，可看到茶水漸漸成微黃色。每次飲用時，不要一次飲完，要留下三分之一杯的茶水，再加上開水，泡上片刻，而後再飲。民間有一方法：用棉花蘸上菊花茶的茶汁，塗在眼睛四周，能消除眼胞水腫及疲勞。

二、果實類

八角茴香

【別名】大茴香、五香八角、大料。

【來源】木蘭科八角屬植物八角，以果實入藥。秋季採收，曬乾備用。以個大、色紅、油多、香濃者為佳。主產於廣西、廣東、雲南等地。同屬植物莽草的果實，形狀與八角茴香非常相似，極易混淆。莽草果實有毒，不可誤用。其主要區別點為：莽草果實較小，蓇葖一般長七～一〇公釐；尖端呈向上彎曲之鳥喙狀。果柄多垂直，常脫落，帶樹膠樣氣味，味苦。

【性味歸經】性溫，味辛，歸肝、腎、脾、胃經。

【功效主治】溫中理氣，健胃止嘔。用於嘔吐，腹脹，腹痛，疝氣痛。

【用法用量】內服，三～六克。

【禁忌】陰虛火旺者慎服。

【成分藥理】果實含揮發油、脂肪油及蛋白質、樹膠、樹脂等。揮發油中主要成分為茴香醚。八角茴香的乙醇提取物對金黃色葡萄球菌、肺炎球菌、白喉桿菌、枯草桿菌、霍亂弧菌、傷寒桿菌、副傷寒桿菌、痢疾桿菌、大腸桿菌及常見致病性皮膚真菌，均有較強的抑制作用。茴香油能刺激胃腸神經血管，促進消化液分泌，增加胃腸蠕動，有健胃、行氣的功效，有助於緩解痙攣、減輕疼痛。茴香烯能促進骨髓細胞成熟，並釋放入外周血液，能明顯升高中性粒細胞，可用於白血球減少症。

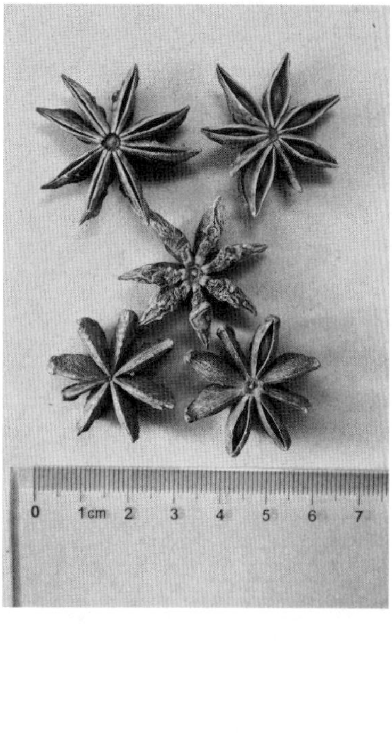

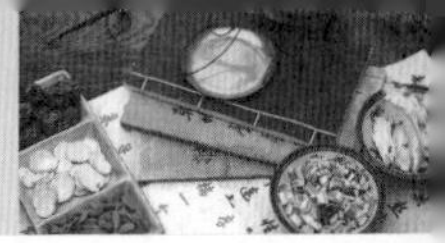

【藥治】

1. 炒八角茴香　溫中行氣。治腰重刺脹。八角茴香，炒，為末，食前酒服二錢（《仁齋直指方》）。

2. 二茴香　溫中行氣。治小腸氣墜。八角茴香、小茴香各三錢，乳香少許。水（煎）服取汗（《仁齋直指方》）。

3. 茴麻煎　溫中行氣通便。治大小便皆秘，腹脹如鼓，氣促。大麻子（炒，去殼）半兩，八角茴香七個。上作末，生蔥白三七個，同研煎湯，調五苓散服（《永類鈐方》）。

【食養】

1. 八角燜狗肉　溫中行氣，補腎壯陽。可用於陽痿。取狗肉*二五〇克，煮爛，加入適量八角茴香、小茴香、桂皮、陳皮、草果、生薑、鹽、醬油等調料同煮食。

2. 八角芝麻酥雞　溫中健脾。可用於便祕，皮膚缺乏光澤者。將經細鹽搓過的母雞裝入一大盤內，將生薑末、八角茴香粉、蔥、料酒、醬油抹於雞身，上籠蒸八成熟，去掉已用過的薑絲等，將雞壓成餅狀，周身塗滿雞蛋麵糊，在肉面上撒芝麻，輕按。一升花生油下鍋，旺火燒至八成熟，將雞慢慢送入油鍋內，改用文火，將雞炸成金黃時撈出。

3. 八角核桃仁粉　溫中補腎，行氣散結。可用於乳癖。取核桃一個砸開，取仁，配以八角茴香一枚搗碎，飯前共咀嚼爛如泥吞下，每日三次。乳癖輕者連用一個月可癒，重者即能減輕症狀。

*註：臺灣《動保法》規定禁食狗肉，此中醫說法純屬參考。

大棗

【別名】紅棗、刺棗。

【來源】本品為鼠李科棗屬植物棗的乾燥成熟果實。秋季果實成熟時採收。主產於河北、河南、山東、四川、貴州等地。好的大棗皮色紫紅，顆粒大而均勻，果形短壯圓整，皺紋少，痕跡淺，皮薄核小，肉質厚而細實。如果皺紋多，痕跡深，果形凹癟，則肉質差，為未成熟鮮棗製成的乾品。紅棗的蒂端有穿孔或黏有咖啡色或深褐色的粉末，為蟲蛀跡象，掰開紅棗可看到肉核之間有蟲屎。味甜，手感滑糯又不鬆泡，則說明質細緊實，棗身乾，核小；甜味差、有酸澀味，手感鬆軟粗糙，則品質就差；濕軟而黏手，則說明棗身較潮，易於黴爛變質，不耐久貯。

【性味歸經】性溫，味甘，歸脾、胃經。

【功效主治】補中益氣，養血安神。用於脾虛食少，乏力便溏，婦人臟躁。

【用法用量】內服，六～十五克。

【禁忌】凡有濕痰、積滯、齒病、蟲病者，慎用。

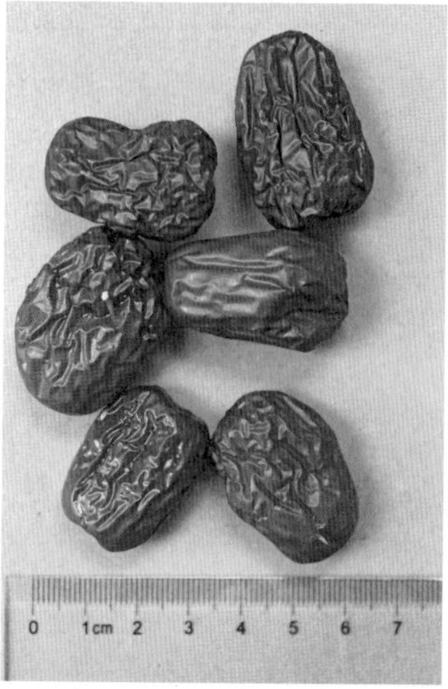

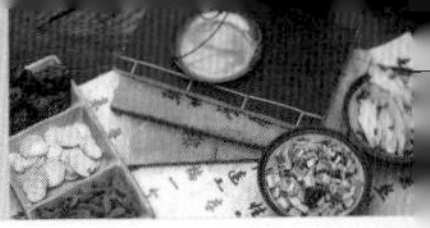

【成分藥理】 大棗含大棗皂苷I、大棗皂苷II、大棗皂苷III、酸棗仁皂苷B、光千金藤鹼、葡萄糖、果糖、蔗糖、環磷腺苷、環磷鳥苷等。此外，還含有豐富的蛋白質、脂肪、胡蘿蔔素、維生素B、維生素C及磷、鈣、鐵等營養元素，具有抗腫瘤作用、抗I型變態反應的作用、對IgE抗體的產生有特異性抑制作用、能增加體重、增強肌力。

【藥治】

1. **甘麥大棗湯** 養心安神，和中緩急。治婦人臟躁，喜悲傷，欲哭，數欠伸：大棗十枚，甘草三兩，小麥一升。上三味，以水六升，煮取三升，溫分三服（《金匱要略》）。

2. **益脾餅** 溫中健脾。治脾胃濕寒，飲食減少，長作泄瀉，完穀不化。白朮四兩，乾薑二兩，雞內金二兩，熟棗肉半斤。上藥四味，白朮、雞內金皆用生者，每味各自軋細、焙熟，再將乾薑軋細，共和棗肉，同搗如泥，做小餅，木炭火上炙乾，空心時，當點心，細嚼咽之（《醫學衷中參西錄》）。

3. **蔥白大棗湯** 補中益氣，養心安神。治虛勞煩悶不得眠。大棗二十枚，蔥白七莖。上二味，以水三升，煮一升，去滓頓服（《備急千金要方》）。

【食養】

1. **紅棗蜂蜜汁** 補中益氣，養血安神。可用失眠、神疲乏力者。用鮮紅棗一〇〇〇克，洗淨去核取肉搗爛，加適量水用文火煎，過濾取汁，混入五〇〇克蜂蜜，於火上調勻取成棗膏，裝瓶備用。每次服十五毫升，每日兩次，連續服完。

2. 紅棗木耳湯　補虛養血。可用於血虛面色蒼白、心慌心悸及貧血者。無病者食之，起到養血保健作用。紅棗十枚，黑木耳十五克，冰糖適量。將紅棗沖洗乾淨亦可，用清水浸泡約兩小時後撈出，剔去棗核。黑木耳用清水泡發，擇洗乾淨。把紅棗、黑木耳放入湯盆內，加入適量清水、冰糖，上籠蒸約一小時即成。每日早、晚餐後各服一次。

3. 紅棗菊花粥　健脾補血，清肝明目。可用於血虛面色蒼白、視物模糊者。紅棗五〇克、米一〇〇克、菊花十五克，一同放入鍋內加清水適量，煮至濃稠時，放入適量紅糖調味食用。

佛手

【別名】　佛手柑、九爪木、五指橘、福壽柑。

【來源】　本品為芸香科柑橘屬植物佛手的乾燥果實。新鮮細嫩的幼果，表皮光澤，溝壑較淺且未硬化，口感較佳。

【性味歸經】　性溫，味辛、苦、酸，歸肝、脾、胃、肺經。

【功效主治】　疏肝理氣，和胃止痛。用於肝胃氣滯，胸脅脹痛，胃脘痞滿，食少嘔吐。

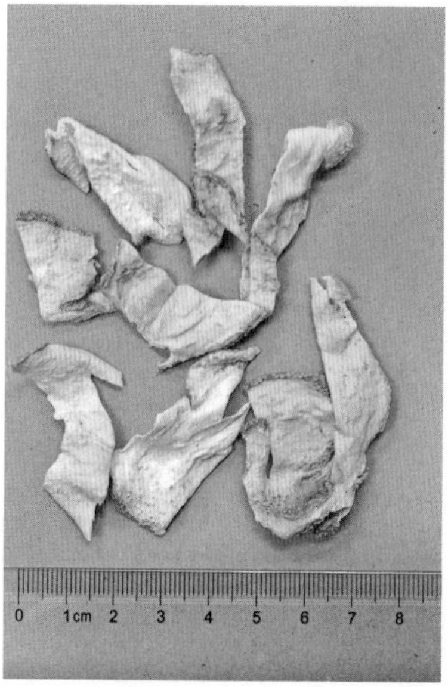

【用法用量】 內服，三～九克。

【成分藥理】 含有水分、蛋白質、脂肪、粗纖維、碳水化合物，還含有多種維生素和礦物質元素。佛手多糖對多環節免疫功能有明顯促進作用，對正常細胞沒有毒性，具有抗腫瘤和病毒的作用。佛手醇提取物中含有佛手柑內酯、檸檬油素、香葉木苷、橙皮苷、香豆素、黃酮等生物活性成分。除具有止咳、化痰和平喘等功效，還能提高受試動物抗應激作用和增強免疫調節作用。佛手的乙醇提取物，能擴張動物的冠狀動脈，並對離體腸管運動有顯著抑制作用。

【藥治】

1. 佛手丸　疏肝理氣止痛。治肝胃氣痛，腳氣，臌脹。鮮白葫蘆五兩（去子，蒸曬九次，另研極細如飛塵），鮮佛手五兩（用銀柴胡三錢煎湯拌炒，切片，蒸曬九次），鮮香櫞五兩（用川楝子三錢煎湯拌炒，去子蒸曬九次），地道人參一錢（另研極細如飛塵），大豆黃卷十兩，炒黑棗仁五兩，冬霜桑葉五兩，真川貝母五兩（去心），建神曲五兩，建蓮肉五兩。將葫蘆末加入人蔘末內和勻，再另取川貝、蓮肉末四五兩，漸漸添入葫蘆、人參末中，隨添隨研，和至極勻候用；其香櫞、建曲、豆卷、桑葉四味，及餘多之川貝、蓮肉，共為細末候用。先將佛手、棗仁兩味煎湯收濃汁約一大面碗令滿，為泛丸之用。泛時將眾藥起心子，泛至半即加泛人參等末，後再加眾藥泛上成丸，曬乾收藏，宜以礦灰鋪紙襯底，庶不黴壞；泛完藥末後，再將糯米飲湯泛上，以免藥末脫落，此丸每料乾丸約有三十兩。每服一錢，計共三百服左右。如肝氣痛者，香附湯送下，胃氣痛者，木香湯送下；腳氣痛者，木瓜湯送下；膨脹病者，陳麥柴湯送下（《良方集腋》）。

2.**佛手露**　行氣止痛，和胃化痰。治脅肋疼痛，心煩易怒，胸悶不舒，噯氣泛惡，納穀不香，消化不良等症。佛手一二〇克，五加皮三〇克，木瓜、青皮各十二克，梔子、陳皮各十五克，良薑、砂仁、肉桂各九克，木香、公丁香各六克，當歸十八克，白酒二〇斤（五升），冰糖五斤（一．二五公斤）。上藥為粗末，裝入絹袋內，入酒浸，文火煮之，濾清入冰糖即成。每服約三〇克，每日三次。孕婦忌服（《全國中藥成藥處方集》）。

【食養】

1.**佛手粥**　疏肝理氣，健脾燥濕。可用於肝鬱氣滯所致的脅脹嘔吐，胃脘疼痛，咳嗽痰多，食欲不振等病症。佛手一〇克，米一〇〇克，冰糖適量。先將佛手洗淨、切碎，加清水一二〇〇毫升，煎取一〇〇〇毫升果汁，放瓦罐中備用；米淘洗乾淨，與冰糖一起放入佛手汁中，小火慢燉三〇分鐘成粥即可。

2.**瓜絡佛手豬肝湯**　疏肝通絡，解鬱理氣。可用於女性痛經。豬肝一五〇克，絲瓜絡二〇克，合歡花、山楂各一〇克，佛手、菊花、橘皮各六克，調味品適量。將豬肝洗淨切片，餘藥加沸水浸泡一小時後去渣取汁，納入豬肝片，食鹽、味精、料酒少許，蒸熟，取出豬肝，加芝麻油少許調味服食，每日一劑。

3.**佛手生薑汁**　和胃化痰，健脾行氣。可用於治療食慾不振、久咳痰多等病症。新鮮佛手一枚，鮮生薑一〇克。洗淨佛手，切成薄片備用；鮮生薑去皮洗淨，切成生薑片，與佛手片一同放入瓦罐中，加水三〇〇毫升，先以大火煮沸，再改文火續煎二〇分鐘，濾出汁液，待溫飲用。

4.佛手茶　疏肝和胃。可用於肝鬱氣滯之口瘡。佛手軋碎成粗末，每次一〇克，泡水代茶飲，具有功效。

枸杞子

【別名】 杞子、苟起子、甜菜子。

【來源】 夏、秋二季果實呈紅色時採收，熱風烘乾，除去果梗；或晾至皮皺後，曬乾，除去果梗，藥用其乾燥成熟果實。以寧夏中寧、中衛為道地。選購時可採用以下方法挑選：望色澤，顏色很柔和，有光澤，肉質飽滿；被染色的枸杞子肉質較差，無光澤，外表卻很鮮亮誘人；看浮沉，寧夏枸杞子尖處大多有小白點，入水九〇%不下沉；聞氣味，被硫黃薰蒸過的枸杞子，可聞到刺鼻的嗆味；嘗味道，寧夏枸杞子甘甜，但回味有一絲苦味；而內蒙古、新疆等地的枸杞子甜而有些膩，白礬泡過則有白礬的苦味，硫黃薰蒸過的枸杞子，有酸、澀、苦感。

【性味歸經】 性平，味甘，歸肝、腎經。

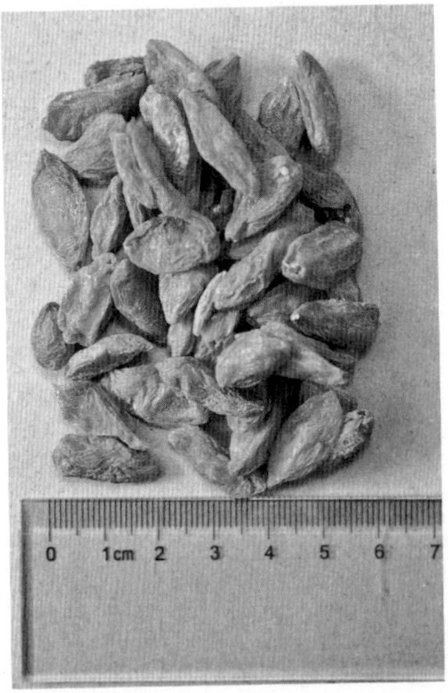

【功效主治】　滋補肝腎，益精明目。用於虛勞精虧，腰膝酸痛，眩暈耳鳴，內熱消渴，血虛萎黃，目昏不明。

【用法用量】　內服，六～十二克。

【禁忌】　外邪實熱，脾虛有濕及泄瀉者慎服。

【成分藥理】　枸杞子中含胡蘿蔔素、硫胺素、核黃素、菸鹼酸、抗壞血酸等多種維生素。尚分離出β—穀甾醇、亞油酸。具有抗脂肪肝、擬膽鹼樣作用。

【藥治】

1. 枸杞丸　滋補肝腎，益精明目。治腎虛精滑。枸杞子（冬採者佳）、黃精各等分。上為細末，相和搗成塊，捏作餅子，乾複搗末，煉蜜為丸，如梧桐子大。每服五〇丸，空心溫酒送下（《普濟方》）。

2. 枸杞丸　益腎補虛。治勞傷虛損。枸杞子三升，乾地黃（切）一升，天冬（切）一升。上為細末，曬乾，以絹羅之，煉蜜為丸，如彈子大。每服一丸，每日兩次（《醫心方》卷十三引《錄驗方》）。

3. 枸杞五味飲　補腎斂精。治疰夏病，症見每逢春夏之交，容易眩暈、身倦、腳軟、體熱食少、心煩自汗者。枸杞子、五味子共研細，滾水沖泡，代茶飲（《攝生眾妙方》）。

4. 坎離丹　交通心腎。治心悸心煩、頭暈失眠、健忘遺精、耳鳴耳聾、腰酸腿軟等。枸杞子與玄參、甘草同用，名坎離丹（《重慶堂隨筆》）。

【食養】

1. 三花枸杞茶　寬中理氣，行氣活血，補益肝腎。可用於伏案工作、精神緊張、情緒低落者。玫瑰花六克、三七花六克、玳玳花六克、枸杞子十二克，開水沖飲二～三次，尤宜晚間服。

2. 杞菊棗泥盅　益氣補腎，養肝明目。可用於體倦乏力、視物模糊者。紅棗去皮核，搗爛放入盅底，加水少量，放枸杞子、杭白菊若干，隔水燉約十分鐘。

3. 枸杞雞蛋羹　滋補肝腎，益精明目，養血駐顏。可用於中年容顏早衰、視物昏花、精力不足者。枸杞子十五克，雞蛋一個，調勻後蒸熟服用即可。

羅漢果

【別名】假苦瓜、光果木鱉、金不換。

【來源】為葫蘆科植物羅漢的果實。分布於江西、湖南、廣東、廣西、貴州等地。以原產地桂林永福縣的羅漢果品質為佳。果形端正、果大乾爽、乾而不焦、搖而不響、味甜而不苦者優；絨毛較多的羅漢果比較新鮮，存入時間過長，絨毛多脫落。凍乾技術生產的羅漢果，果皮呈金黃色，果肉飽滿，沏泡的茶湯也更清澈透明，營養成分流失較少。

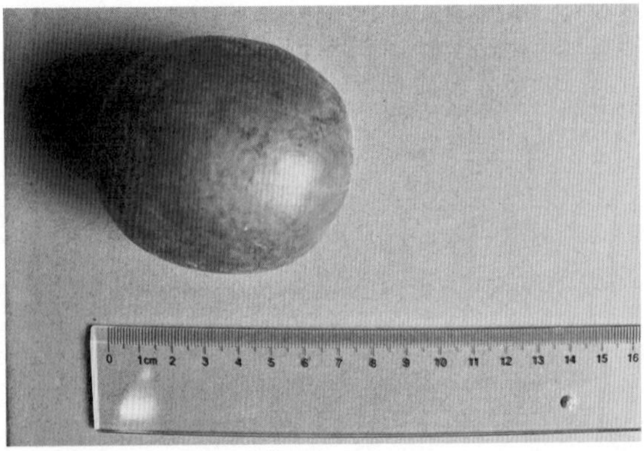

【性味歸經】性涼，味甘，歸肺、大腸經。

【功效主治】清熱潤肺，滑腸通便。用於肺火燥咳，咽痛失音，腸燥便祕。

【用法用量】內服，九～十五克。

【禁忌】脾胃虛寒者慎服。

【成分藥理】羅漢果的果實和葉，均含有羅漢果三萜皂苷，還有大量的果糖、十多種人體必需胺基酸、脂肪酸、黃酮類化合物、維生素C、微量元素等。羅漢果皂苷作為羅漢果甜味劑的主要成分，是一種具有甜味的三萜烯葡萄糖苷，其配糖苷元是三萜烯醇。此外，還有止咳、對腸管運動功能的雙向調節作用。

【藥治】

羅漢果柿餅煎清熱潤肺止咳。治百日咳。羅漢果一個，柿餅五錢。水煎服（《中藥大辭典》引《福建民間方》）。

【食養】

1.羅漢果杞菊飲　清熱養肝，生津潤燥。可用於長時間工作後視疲勞的人群飲用。羅漢果三克，枸杞子五克，菊花兩克，一同放入茶杯，沖入沸水，加蓋五～十分鐘即成。

2.羅漢果菊花茶　清肝潤肺，消積化滯。可用於脂肪肝、高脂血症、高血壓等人群入秋後保健飲用。羅漢果一個（壓碎），菊花十五克，普洱茶五克，混勻，每次取五克，放入杯中，沸水沖泡，當茶飲用。

3.羅漢果玉竹粥　清熱潤肺，生津止咳。可用於陰虛肺燥的乾咳少痰、熱病後心煩口渴以及糖尿病患者。羅漢果一個（壓碎），玉竹十五克，米六〇克。上兩味放入砂鍋，加適量清水，大火煮沸，小火煎二〇分鐘，倒出藥汁，備用；再加清水適量，再煮二〇分鐘，去渣留汁。將米淘洗乾淨，放入砂鍋，加入兩次藥汁及適量清水，大火煮沸，小火熬煮成粥即成。

4.羅漢果雪梨脊骨湯　清熱潤肺，生津止渴。可用於肺燥咳嗽或燥熱便祕的人群。羅漢果一個，雪梨兩個，豬脊骨四〇〇克。上述用料洗淨，壓碎羅漢果，雪梨（連皮）切塊，豬脊骨切塊，一同放入砂鍋，加適量清水，煮一小時，調入精鹽即可食用。

龍眼肉

【別名】 龍眼、桂圓、圓眼。

【來源】 本品為無患子科龍眼屬植物龍眼的假種皮。夏、秋二季採收成熟果實，乾燥，除去殼、核，曬至乾爽不黏，主產於廣西、福建、廣東、四川、臺灣等地。以片大、肉厚、質細軟、色棕黃、半透明、味濃甜者為佳。龍眼肉一般呈不規則薄片，常數片黏結。長約一・五公分，寬一・三～四公分，厚約一公

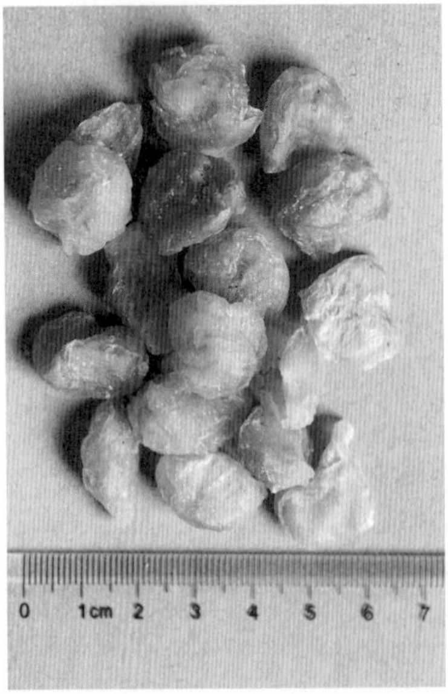

釐。黃棕色至棕褐色，半透明，外表面皺縮不平，內表面較光亮，有細密的縱皺紋。質柔潤、氣微香，味甜。摻紅糖偽品特點：用濃度高的紅糖水浸泡後加工而成，肉厚增加至一・五公釐左右，常數片黏結一起，大小不一。仔細掰開黏結在一起的龍眼肉中，可發現包裹有糖質，黏手，易吸潮。其分量較重，水浸黃棕色，有沉澱，味甜。摻果醬偽品特點：有粒狀物混雜其間，肉皮吸附有雜物，光澤度差，看不到細密的縱皺紋，常數片黏結一起。仔細掰開黏結一起的龍眼肉，可發現有果醬在肉心中。黏手，有濕潤感，易吸潮。其分量較重，水浸黃棕色，沉澱物較多，味甜。

【性味歸經】　性溫，味甘，歸心、脾經。

【功效主治】　補益心脾，養血安神。用於氣血不足，心悸怔忡，健忘失眠，血虛萎黃。

【用法用量】　內服，九～十五克。

【禁忌】　痰火及濕滯停飲者慎服。

【成分藥理】　含葡萄糖、酒石酸、蔗糖、維生素B_1、維生素B_2、維生素P、維生素C。對奧杜盎氏小芽孢癬菌有抑制作用。有鎮靜和健胃作用。

【藥治】

1. 歸脾湯　補益心脾，養血安神。治思慮過度，勞傷心脾，健忘怔忡。白朮、茯苓（去木）、黃芪（去蘆）、龍眼肉、酸棗仁（炒，去殼）各一兩，人參、木香（不見火）各半兩，甘草（炙）二錢半。上細切，每服四錢，水一盞半，生薑五片，棗一枚，煎至七分，去滓溫服，不拘時候

（《濟生方》）。

2.**玉靈膏**　大補氣血。治衰羸老弱，別無痰火、便滑之病。以剝好龍眼肉，盛竹筒式瓷碗內，龍眼肉一兩，白糖一錢，素體多火者，再加入西洋參片一錢，碗口罩以絲綿一層，日日於飯鍋上蒸之，蒸至多次。每以開水瀹服一匙，大補氣血，力勝參芪，產婦臨盆，服之尤妙（《隨息居飲食譜》）。

【食養】

1.**龍眼肉粥**　健脾養心，補血安神。可用於神疲乏力、睡眠不佳的人群。龍眼肉十五克，紅棗十五克，米一〇〇克。米淘洗乾淨，紅棗洗淨備用，將米和龍眼肉、紅棗放入清水，大火煮沸後再用文火熬三〇分鐘，直至米煮爛，加適量白糖。

2.**龍眼蓮子粥**　健脾養心，補血安神。可用於脾胃虛弱，睡眠不佳的人群。龍眼肉十五克，蓮子肉十五克，紅棗五枚，白糖兩大匙。將蓮子去皮、去心，洗淨，紅棗去核，糯米用清水反覆淘洗乾淨，除去泥沙雜質，將糯米倒入鋁鍋內，加入紅棗、蓮子肉、龍眼肉、白糖、水適量，置旺火上燒沸，再用小火熬煮至熟即成。

木瓜

【別名】　貼梗海棠、鐵腳梨、皺皮木瓜、宣木瓜。

【來源】　本品為薔薇科植物貼梗海棠的乾燥近成熟果實。夏、秋二季果實綠黃時採收，置沸水中燙至外皮灰白色，對半縱剖，曬乾。主產於安徽、浙江、湖北、四川等地。安徽宣城產者，習稱宣木瓜，品質較佳。選擇要點：一看瓜肚，瓜肚大說明木瓜肉厚；二看瓜蒂，瓜蒂有牛奶一樣的液汁流出，說明木瓜較新鮮，不新鮮者瓜蒂枯萎；三看瓜身，瓜身要光滑，沒有摔、碰的痕跡。

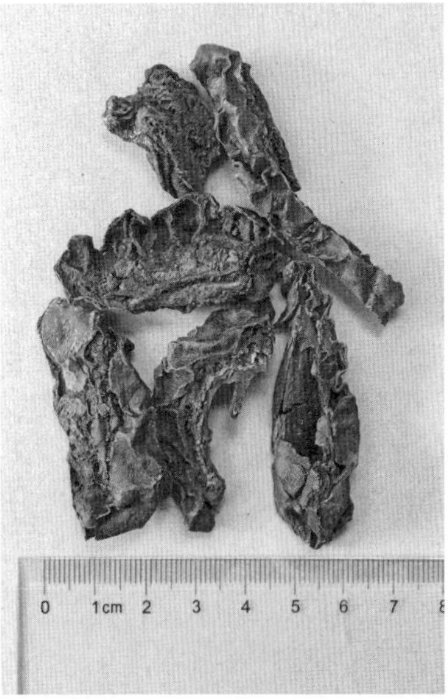

【性味歸經】　性溫，味酸，歸肝、脾經。

【功效主治】　平肝舒筋，和胃化濕。用於濕痹拘攣，腰膝關節酸重疼痛，吐瀉轉筋，腳氣水腫。

【用法用量】　內服，六～九克。

【禁忌】　外邪實熱，脾虛有濕及泄瀉者慎服。木瓜中的番木瓜鹼對人體有小毒，不宜多食，過敏體質者忌食。懷孕時不能吃木瓜，會引起子宮收縮而致腹痛，甚至流產。

【成分藥理】　含蘋果酸、酒石酸、枸櫞酸、皂苷及黃酮類。鮮果含過氧化氫酶種子含氫氰酸，能促進肝細胞修復，降低血清谷丙轉氨酶值；對腸道菌和葡萄球菌有較明顯抑菌作用，其他較敏感細菌有痢疾志賀菌、福氏志賀菌、宋內氏志賀菌及其變種、致病性大腸桿菌、普通大腸桿

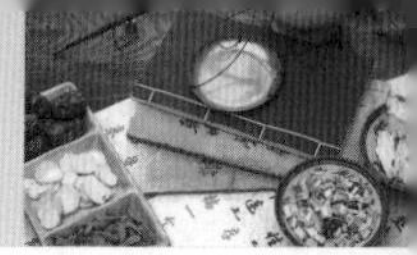

菌、變形桿菌、腸炎桿菌、白色葡萄球菌、金黃色葡萄球菌、綠膿桿菌、甲型溶血性鏈球菌等，對肺炎鏈球菌抑菌作用較差。

【藥治】

1. **雞鳴散**　平肝舒筋，和胃化濕。治外感風濕流注，腳足痛不可忍，筋脈水腫。檳榔七枚，陳皮（去白）、木瓜各一兩，吳茱萸、紫蘇葉各三錢，桔梗（去蘆）、生薑（和皮）各半兩。上細切，只作一遍煎，用水三大碗，慢火煎至一碗半，去渣，再入水二碗煎渣，取一小碗，兩次藥汁相和，安置床頭，次日五更，分作三五服，只是冷服，冬月略溫服亦得（《證治準繩》）。

2. **木瓜煎**　平肝舒筋，活血通絡。治筋急項強，不可轉側。木瓜兩個（取蓋去瓤），沒藥（研）六〇克，乳香（研）七・五克。每服三～五匙，地黃酒（即生地黃汁七十五毫升與無灰酒三〇〇毫升相和）燉暖化下（《普濟本事方》）。

3. **木瓜煎**　平肝舒筋，溫中止吐。治妊娠霍亂吐瀉，轉筋，入腹則悶絕。吳茱萸（湯泡七次），生薑（切）各七・五克，木瓜（切）四十五克。上藥細銼，用水三〇〇毫升，煎至一八〇毫升，去滓，分三次熱服，不拘時（《婦人大全良方》）。

4. **萆薢化毒湯**　祛風散寒，化濕清熱。治外癰，局部紅腫熱痛，多生於下部而屬濕熱者。萆薢、木防己、木瓜、秦艽、薏苡仁、牡丹皮、川牛膝、當歸尾。水煎服（《瘍科心得集》）。

5. **木瓜湯**　平肝舒筋。治吐瀉轉筋。木瓜乾一兩，吳茱萸半兩（湯七次），茴香一分，甘草（炙）一錢。上銼為散，每服四大錢，水一盞半，薑三片，紫蘇十葉，煎七分，去滓，食前服

（《三因極一病證方論》）。

【食養】

1.木瓜茶　祛濕舒筋，平肝和胃。可用於濕痹四肢不利、吐瀉轉筋、腳氣、水腫、痢疾。木瓜一〇克，綠茶三克。用二五〇毫升開水沖泡十分鐘後飲用，沖飲至味淡。

2.木瓜牛奶　潤膚養顏。可用於容顏早衰之人。木瓜三六〇克，鮮牛奶兩杯，白砂糖適量，碎冰塊適量。選取新鮮熟透木瓜，去皮、去核，切成大塊狀，將木瓜塊、鮮牛奶、白砂糖及適量碎冰一齊放入果汁機中，打碎成濃汁，即可飲用。

3.銀耳燉木瓜　滋潤養顏。可用於皮膚乾燥，燥熱咳嗽，乾咳無痰，痰中帶血等症。銀耳十五克，木瓜一個，北杏仁一〇克，南杏仁十二克，冰糖適量。將銀耳用清水浸透發開，洗淨；木瓜削皮去籽，切成小塊；南北杏仁去衣，洗淨，連同銀耳、冰糖一起放入燉煲內，加適量開水燉煮二十分鐘後即可食用。

4.木瓜煲排骨湯　消暑解渴，潤肺止咳。可用於美容和豐胸。木瓜去皮去核，洗淨，切厚塊。花生用清水浸一小時，取起。蜜棗洗淨，排骨放入滾水中煮五分鐘，取起。水十杯或適量放入煲內，花生也放入煲內煲滾，放入排骨、木瓜、蜜棗煲滾，慢火煲三小時，下鹽調味。

桑椹

【別名】 文武實、黑椹、桑棗、桑果。

【來源】 為桑科植物桑的果穗。五～六月當桑的果穗變紅色時採收，曬乾或蒸後曬乾。以個大、肉厚、包紫紅、糖性大者為佳。

【性味歸經】 性寒，味甘、酸，歸心、肝、腎經。

【功效主治】 滋陰養血，生津潤腸。主肝腎不足和血虛精虧的頭暈目眩，腰酸耳鳴，鬚髮早白，失眠多夢，津傷口渴，內熱消渴，腸燥便祕。

【用法用量】 內服，一〇～十五克。

【禁忌】 脾胃虛寒便溏者慎服。

【成分藥理】 果穗含糖、鞣酸、蘋果酸、維生素B_1和胡蘿蔔素。其脂類的脂肪酸主要為亞油酸、油酸、軟脂酸、硬脂酸，尚有少量辛酸、壬酸、癸酸、肉豆蔻酸、亞麻酸，能增強免疫功能、降低紅血球膜Na^+—K^+—ATP酶活性。

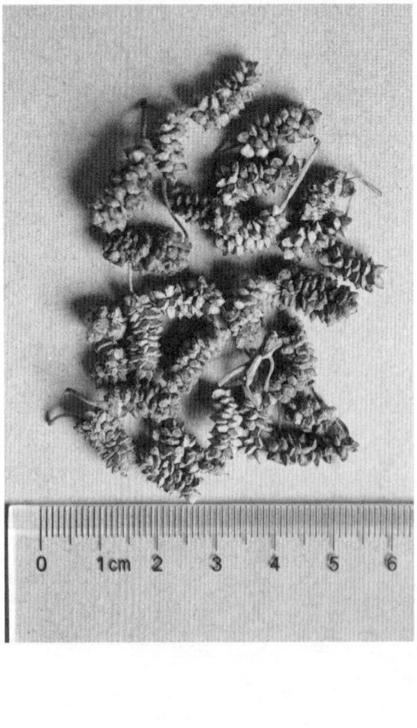

【藥治】

1.桑椹湯　滋陰養血。治婦人月經不調，臍下疼痛。桑椹一兩，白茯苓（去黑皮）一兩，牡丹皮一兩，熟乾地黃（焙）一兩，桂（去粗皮）一兩，川芎一兩。上為粗末，每服三錢匕，水一盞，煎七分，去滓，空心溫服（《聖濟總錄》）。

2.補腎桑椹膏　大補腰腎，填精益氣，和五臟，利關節，生津止渴，養血榮筋，聰耳明目，烏須黑髮。治腰酸腰痛，關節不利，耳鳴耳聾，視物昏花。黑桑椹，黑大豆。同熬成膏。每日三四錢，空心開水沖服（《飼鶴亭集方》）。

3.靈芝丸　補血養發。治氣血不榮，鬚髮早白。三葉酸（陰乾）、黑桑椹（曝乾）各一斤。為末，蜜丸如彈子大。每服一丸，溫酒化下，日二次（《聖濟總錄》）。

4.山精丸　健脾燥濕，滋陰補腎。治濕痰身重而軟，倦怠困弱者。蒼朮二斤，黑桑椹一鬥，枸杞子、地骨皮各一斤。先將桑椹取汁浸蒼朮，曬乾，再浸再曬九次，後與餘藥為末，蜜丸。每服百丸，溫開水送下（《雜病源流犀燭》）。

【食養】

1.桑椹粥　滋陰養血，補益肝腎。可用於老年人肝腎不足、陰血兩虛，出現頭暈目眩，視力減弱，耳聾耳鳴，腰膝酸軟，鬚髮早白，以及腸燥便祕等症。每次取乾桑椹三〇～六〇克（鮮品六〇～九〇克），糯米六〇克，煮成粥，加冰糖適量即可。可以經常食用，也可五～七日為一個療程，每日分兩次空腹溫熱食用。脾虛腹瀉便溏時，勿用。

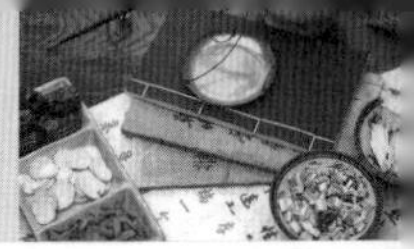

2.桑椹酒　滋陰養血。可用於肝腎不足、陰血虧虛，出現頭暈目眩，耳聾耳鳴，腰膝酸軟，鬚髮早白等症。將桑椹（最好選黑紫色的）洗淨晾乾水，搗成汁。將糯米按做米酒的方法處理：先用水浸泡糯米半日，漂洗乾淨，然後蒸熟成米飯（在蒸鍋裡放上水，蒸屜上墊一層紗布，燒水沸騰至有蒸汽）。將糯米撈放在布上蒸熟（約一小時，自己嘗一下就知道了），嘗一嘗糯米的口感，如果飯粒偏硬，就灑些水拌一下再蒸一會，蒸好後盛到大一點的容器中，用勺攪幾下，涼至不燙手的溫度（攝氏三十度左右利用中溫發酵，米飯太熱或太涼都會影響酒麴發酵）。再取桑椹汁煮沸；與糯米飯攪勻，加入酒麴適量攪勻，裝入瓦壇內；將瓦壇放入棉被裏或櫃子內發酵，根據季節氣溫不同，至發酵到味甜可口時，即可取出。

3.桑椹牛骨湯　滋陰補血，益腎強筋。可用於肝腎陰虧、消渴、便祕、目暗、耳鳴及關節不利，骨質疏鬆症及更年期綜合征。同時對肝腎陰虧引起的頭暈、失眠、耳聾、乏力有療效。桑椹乾二十五克，牛骨二五〇～五〇〇克。將桑椹洗淨，加酒、糖少許蒸製。另將牛骨置深鍋中，水煮，開鍋後撇去面上浮沫，加薑、蔥再煮。見牛骨發白時，表明牛骨的鈣、磷、骨膠等已溶解到湯中，隨即撈出牛骨，加入已蒸製的桑椹，開鍋後再去浮沫，調味後即可飲用。

砂仁

【別名】　春砂仁、縮砂仁。

【來源】 本品為薑科植物陽春砂、綠殼砂或海南砂的乾燥成熟果實。夏、秋間果實成熟時採收，曬乾或低溫乾燥。以個頭較大，果身堅實飽滿，香氣較濃，搓之果皮不易脫落者為佳。

【性味歸經】 性溫，味辛，歸脾、胃、腎經。

【功效主治】 化濕開胃，溫脾止瀉，理氣安胎。用於濕濁中阻，脘痞不饑，脾胃虛寒，嘔吐泄瀉，妊娠惡阻，胎動不安等症。

【用法用量】 內服，三～六克，入煎劑宜後下。

【禁忌】 陰虛有熱者慎服。

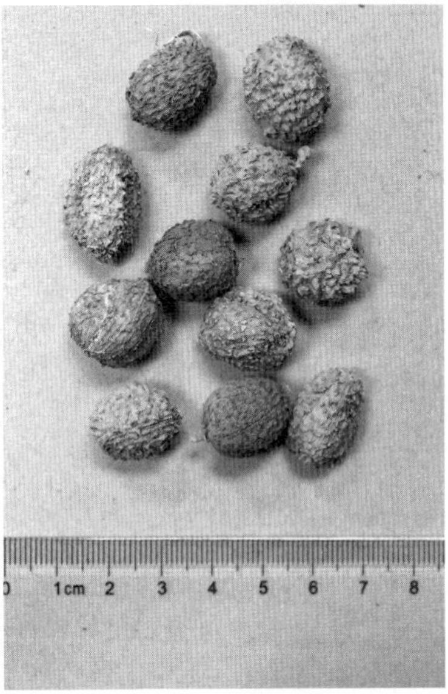

【成分藥理】 縮砂種子含揮發油一・七%～三%，主要成分為D－樟腦、一種萜烯（似檸檬烯，但非檸檬烯）、D－龍腦、乙酸龍腦酯、芳樟醇、橙花叔醇。陽春砂、葉的揮發油與種子的揮發油相似，含龍腦、乙酸龍腦酯、樟腦、檸檬烯等成分。又陽春砂含皂苷〇・六九%，能增進腸道運動，對花生四烯酸誘發的小鼠急性死亡有明顯保護作用。

【藥治】

1. 縮砂飲　和胃止痛，快膈調脾，兼消宿食。治小兒食積停滯，胃納不佳，腹脹腹痛。沉香一兩，縮砂仁、烏藥各二兩，淨香附四兩，甘草（炙）一兩二錢。上除沉香不過火，餘四味銼焙，仍同沉香研為細末。每服一錢，用溫鹽湯無時調服，或空心燒鹽湯調下亦好，紫蘇、棗湯尤妙（《活幼心書》）。

2.**香砂枳朮丸**　行氣破滯，消食健胃。治脾虛氣滯，脘腹痞悶，食欲不振，大便溏軟。木香、砂仁各五錢，枳實（麩炒）一兩，白朮（米泔浸，炒）二兩。上為末，荷葉裹，燒飯為丸，桐子大。每服五十丸，白朮湯下（《景嶽全書》）。

3.**快氣湯**　行氣健脾。治一切氣疾，心腹脹滿，胸膈噎塞，噫氣吞酸，胃中痰逆嘔吐，及宿酒不解，不思飲食。縮砂仁八兩，香附子（炒去毛）三十二兩，甘草（爁）四兩。上為細末，每服一錢，用鹽湯點下。或銼為粗末，入生薑同煎，名小降氣湯（《太平惠民和劑局方》）。

4.**三仙湯**　順氣解痙。治骨鯁。縮砂、威靈仙各一錢五分。用水二鐘，入砂糖半碗，煎一鐘。噙在口中慢慢呷下，四五次即出（《瘍科選粹》）。

5.**砂仁末**　化濕愈瘍。治口瘡。砂仁火煅存性為末，摻上（《瘍醫大全》）。

【食養】

1.**砂仁糖醋益母羹**　理氣活血止痛。可用於氣滯血瘀型痛經，症見少腹疼痛，月經淋漓不斷，血色紫黑夾塊，胸脅作脹等。砂仁一〇克，益母草十五克，米醋十五克，紅砂糖三〇克。將益母草、砂仁共煎去渣取汁，再加入米醋、紅糖燉至成羹。每日分兩次服，連用三～五日。

2.**砂仁木香雞蛋麵**　健脾消食。可用於小兒厭食症。砂仁兩克，木香兩克，白麵粉六〇克，雞蛋一個。將砂仁、木香共研細粉，麵粉混勻，打入雞蛋，加水適量和麵，將麵擀成麵條即成。

如一般麵條煮燉調味食。

3. **砂仁內金橘皮粥**　消食導滯。可用於小兒疳積，胃納減少，噁心嘔吐，消化不良，煩躁哭鬧等症。雞內金、乾橘皮（陳皮）各五克，砂仁三克，米六〇克，白糖適量。將雞內金、乾橘皮、砂仁共研成細末，待粥熬至將熟時下入，直至粥熟爛離火，調入白糖即成。每日一劑，連用七～十日。

山楂

【別名】　映山紅果、猴楂。

【來源】　本品為薔薇科植物山裡紅或山楂的乾燥成熟果實。秋季果實成熟時採收，切片，乾燥。商品山楂片稱為「北山楂」；野山楂稱為「南山楂」。

【性味歸經】　性微溫，味酸、甘，歸脾、胃、肝經。

【功效主治】　消食健胃，行氣散瘀。用於肉食積滯，胃脘脹滿，瀉痢腹痛，瘀血經閉，產後瘀阻，心腹刺痛，疝氣疼痛。焦山楂消食導滯作用增強，用

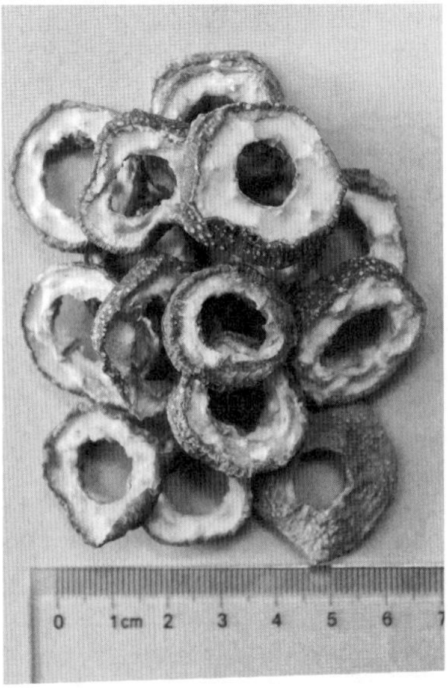

於肉食積滯，瀉痢不爽。

【用法用量】 內服，九～十二克。

【禁忌】 山楂生食且多，令人嘈煩，損齒。

【成分藥理】 山楂果實含山楂酸、酒石酸、枸櫞酸、黃酮類、內酯、苷類、解酯酶及糖類。野山楂果實含山楂酸、槲皮素、綠原酸、咖啡酸、齊墩果酸、枸櫞酸、蘋果酸、維生素C、核黃素、鞣質、果糖、胡蘿蔔素及鈣、磷、鐵等。種仁含蛋白質、脂肪、腈苷等。可使血管擴張，冠狀動脈血流增加，血壓下降；久服降低膽固醇；有強心作用；在體外對痢疾桿菌有較強抑制作用；焦山楂對痢疾桿菌及銅綠假單胞菌均有抑制作用；山楂對子宮有收縮作用。

【藥治】

1. **瓜蔞丸** 消食健胃化痰。治食痰壅滯喘咳。瓜蔞仁、半夏、山楂、神麴各等分。為末，以瓜蔞仁拌為丸，竹瀝薑湯送下（《赤水玄珠》）。

2. **山楂術曲丸** 消食健胃。治一切食積。山楂四兩，白朮四兩，神麴二兩。上為末，蒸餅丸，梧子大，服七十丸，白湯下（《丹溪心法》）。

【食養】

1. **山楂紅糖水** 活血祛瘀。可用於婦女痛經。山楂三〇克，紅糖二〇克，益母草二〇克。將山楂、益母草放入砂鍋內，加清水適量，煮取汁液，加入紅糖，再煮至紅糖完全溶解。

2. **山楂紅棗湯** 活血化瘀，溫經止痛，行氣導滯。可用於婦女痛經等。山楂五〇克，生薑十五克，紅棗十五枚。上藥水煎服。每日一劑，分兩次服。

3. 山楂麥芽飲　去積滯，助消化。可用於小兒傷食。炒山楂一〇～十五克，炒麥芽一〇～十五克，紅糖適量。把山楂、麥芽及紅糖加水煎湯，煎沸五～七分鐘後，去渣取汁。以上為一日量，分作兩次，當飲料溫熱服。

酸棗仁

【別名】　山棗仁、山酸棗。

【來源】　本品為鼠李科植物酸棗的乾燥成熟種子。秋末冬初採收成熟果實，除去果肉及核殼，收集種子，曬乾。

【性味歸經】　性平，味甘、酸，歸肝、膽、心經。

【功效主治】　補肝寧心，斂汗生津。用於虛煩不眠，驚悸多夢，體虛多汗，津傷口渴。

【用法用量】　內服，九～十五克。

【禁忌】　凡有實邪鬱火及患有滑泄症者慎服。

【成分藥理】　含多量脂肪油和蛋白質，並有兩

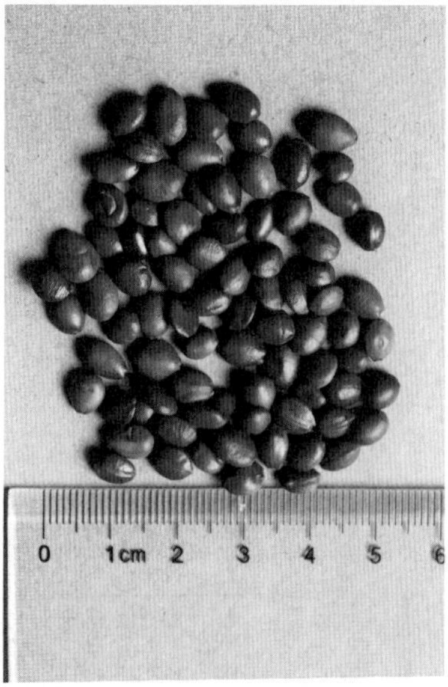

種甾醇及兩種三萜化合物：白樺脂醇、白樺脂酸。另含酸棗皂苷，苷元為酸棗苷元，水解所得到的厄北林內酯是皂苷的第二步產物。還含多量維生素C。具有鎮靜、催眠、鎮痛、抗驚厥、降溫作用，可引起血壓持續下降，心傳導阻滯，對子宮有興奮作用。

【藥治】

1. 酸棗仁湯　養血安神，清熱除煩。治虛勞虛煩，不得眠。酸棗仁二升，甘草一兩，知母二兩，茯苓二兩，川芎二兩。上五味，以水八升，煮酸棗仁得六升，納諸藥煮取三升，分溫三服（《金匱要略》）。

2. 茯神湯　補虛安神。治虛損煩躁，不得睡眠。茯神（去木）、人參各一兩，酸棗仁（炒去皮，別研）五兩。為末，每用三錢匕，加生薑半分（拍碎），同煎去渣。空腹溫服，日二夜一（《聖濟總錄》）。

3. 酸棗仁丸　養血安神。治膽虛不得眠。酸棗仁（微炒）一兩，地榆皮一兩，茯苓一兩。為末，蜜丸如梧子大。每服三十丸，糯米粥送下，不拘時候（《太平聖惠方》）。

4. 酸棗飲　養血安神。治虛煩不得眠。酸棗仁一升，茯神二兩，人參二兩，生薑三兩。水煎，分二次服。忌酢物（《外台秘要》）。

5. 酸棗仁散　養血斂瘡。治金瘡煩悶。酸棗仁（微炒）、川芎、甘草（炙微赤，銼）各二兩。為末。每用二錢，溫水調下，日四次（《太平聖惠方》）。

【食養】

1. 酸棗仁粥　養血安神。可用於心煩熱，躁渴不得睡臥。酸棗仁（搗末）一兩，米二合。以米煮粥，臨熟入棗仁末半兩，攪勻食用（《太平聖惠方》）。

2. 棗仁人參粉　養血安神。可用於心煩不眠之人。酸棗仁二五〇克，人參五〇克，茯苓五〇克。共研為細末。每次五～六克，溫水服用，也可入粥中煮食。酸棗仁需去殼再磨成粉。

烏梅

【別名】　酸梅、黃仔、合漢梅、乾枝梅。

【來源】　本品為薔薇科植物梅的乾燥近成熟果實。夏季果實近成熟時採收，低溫烘乾後悶至色變黑。

【性味歸經】　性平，味酸、澀，歸肝、脾、肺、大腸經。

【功效主治】　斂肺澀腸，生津安蛔。用於肺虛久咳，久痢滑腸，虛熱消渴，蛔厥嘔吐腹痛。

【用法用量】　內服，六～十二克。

【成分藥理】　果實含枸櫞酸、蘋果酸、草酸、

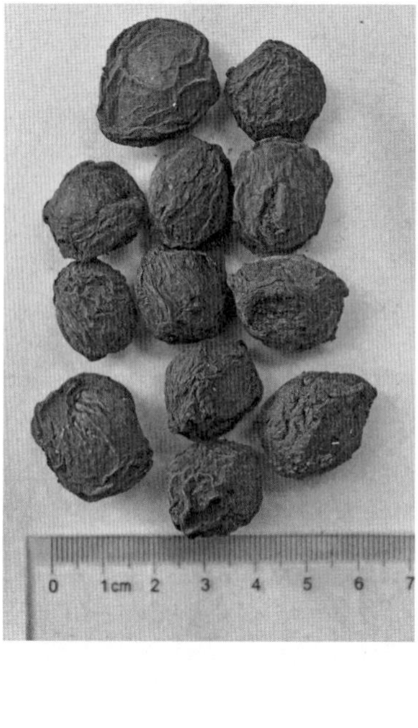

琥珀酸和延胡索酸，總酸量四％～五・五％，以前兩種有機酸的含量較多。還含5—羥甲基—2—糠醛，為無色油狀物。所含揮發性成分，主要有苯甲醛六二・四〇％，4—松油烯醇三・九七％，苯甲醇三・九七％和十六烷酸四・五五％。烏梅仁含苦杏仁苷約〇・五％，梅仁含約四・三％。有興奮和刺激蛔蟲後退的作用；對多種致病菌有抑制作用，如痢疾桿菌、大腸桿菌、傷寒桿菌、副傷寒桿菌、百日咳桿菌、腦膜炎雙球菌等；具有鈣離子拮抗作用。

【藥治】

1.**烏梅丸**　澀腸止痢。治下痢不能食者：黃連一升，烏梅二十枚（炙燥）。並得搗末，蠟如棋子大，蜜一升，合於微火上，令可丸，丸如梧子大。一服二丸，日三（《太平聖惠方》）。

2.**烏梅丸**　澀腸、止痢、安蛔。治傷寒蛔厥及久痢。烏梅三百枚，細辛六兩，乾薑十兩，黃連十六兩，當歸四兩，附子六兩（炮，去皮），蜀椒四兩（出汗），桂枝（去皮）六兩，人參六兩，黃柏六兩。上十味，異搗篩，合治之，以苦酒漬烏梅一宿，去核，蒸之五斗米下，飯熟搗成泥，和藥令相得，內臼中，與蜜杵二千下，丸如梧桐子大。先食飲服十丸，日三服，稍加至二十丸。禁生冷、滑物、臭食等（《傷寒論》）。

3.**茜梅丸**　斂肺止血。治衄血無時。茜草根、艾葉各一兩，烏梅肉（焙乾）半兩。為末，蜜丸如梧子大。烏梅湯送下三十丸（《普濟本事方》）。

4.**梅實膏**　斂濕消癬。治一切乾濕癬。烏梅（取肉）、大蒜（去皮切）各十四枚，屋塵（細篩）、鹽各三合。先研烏梅，次下後藥研勻細，以醋調成膏，塗癬上（《聖濟總錄》）。

5.大地黃丸　補腎健腰，滋陰除蒸。治產前後腰腹痛，一切血瘀疼痛，兼治血氣虛，四肢不舉，骨髓熱疼。熟地二兩，烏梅肉、當歸各一兩。為細末，蜜丸如彈子大，每服一丸，空腹白湯嚼下（《濟陰綱目》）。

【食養】

1.酸梅湯　酸甘化陰，斂肺生津。可用於暑季炎熱，口乾汗出等。烏梅三〇克，山楂乾五〇克，陳皮十五克，甘草三克，清水洗淨。再加入足量的水，煮四〇分鐘左右，放入冰糖，用勺子攪拌一下，煮至水再開一次，濾除殘渣，兩次的湯水兌在一起，放涼後轉入冰箱冷藏即可。烏梅、山楂乾、陳皮、甘草在煮之前一定要先浸泡，煮好的酸梅湯才是暗紅色，否則是像啤酒一樣的顏色。

2.薑茶烏梅粥　溫中散寒，殺菌止痢。可用於細菌性痢疾和阿米巴痢疾。生薑一〇克，烏梅肉三〇克，綠茶五克，米五〇克，紅糖適量。煎煮前三味，取汁去渣，加米煮粥，粥將熟時調入紅糖即可。每日兩次，溫熱服。濕熱型菌痢忌用（《世醫得效方》）。

桃仁

【別名】毛桃仁、扁桃仁、大桃仁、桃核仁、桃核人。

【來源】六～七月成熟時採收薔薇科植物桃或山桃果實，除去果肉及核殼，取其種子，曬乾。藥用其乾燥成熟種子。淨桃仁，置沸水中，加熱至種皮微鼓起，撈出，置涼水中浸泡，取出，搓開種皮與種仁，乾燥，除去種皮，為桃仁，再文火炒至微黃色，為炒桃仁。選購時宜查看果仁飽滿完整、外表呈現紅棕色或黃棕色，表面紋路清晰，外觀多呈心形，具有芳香氣味，食用後有回甜，若食後僅有苦味者不用。

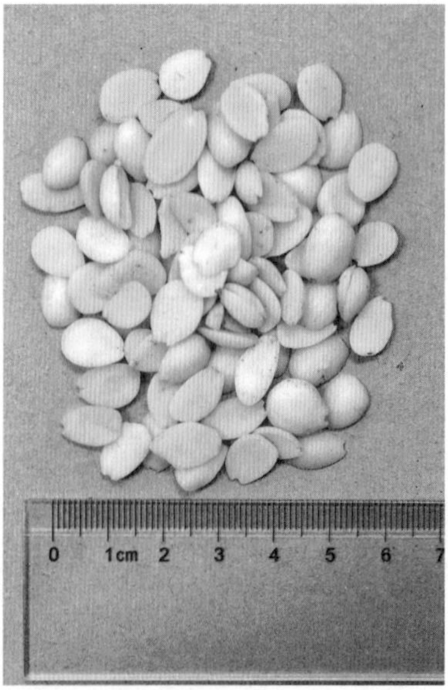

【性味歸經】 性平，味苦、甘，有毒，歸心、肝、大腸經。

【功效主治】 活血祛瘀，潤腸通便，止咳平喘。用於經閉，痛經，癥瘕痞塊，跌撲損傷，腸燥便祕。

【用法用量】 內服，四・五～九克。

【禁忌】 不可過量久服，孕婦及便溏者慎用；過量中毒，可有眩暈、頭痛、嘔吐等症狀。

【成分藥理】 桃仁含苦杏仁苷約三・六%，揮發油〇・四%，脂肪油四十五%；油中主含油酸甘油酯和少量亞油酸甘油酯。另含苦杏仁酶等。桃仁的醇提取物，有抗血凝及較弱的溶血作用。桃仁含有苦杏仁素，毒性較強，不可直接食用。需開水浸泡二〇～三〇分鐘，去皮，清水浸泡三〇小時以上，中間要多次換水，然後再入開水鍋內煮開一〇分鐘，無苦味時方可食用。種子含苦杏仁苷、脂質和糖類等。含有膳食纖維、胡蘿蔔素、核黃素，以及多種胺基酸。具有祛瘀血、抗過敏、抗炎等作用；短暫降壓，增加微血管的通透性。

【藥治】

1.**桂枝茯苓丸**　化瘀消癥。治婦人宿有癥塊，或血瘀經閉，行經腹痛，產後惡露不盡。桃仁（去皮、尖，熬）、芍藥、桂枝、茯苓、牡丹（去心）各等分。上五味為末，煉蜜和丸如兔屎大。每日食前服一丸，不知，加至三丸（《金匱要略》）。

2.**桃核承氣湯**　逐瘀瀉熱。治下焦蓄血證。少腹急結，小便自利，神志如狂，甚則煩躁譫語，至夜發熱；以及血瘀經閉，痛經，脈沉實而澀者。桃仁五十個（去皮、尖），大黃四兩，桂枝二兩（去皮），甘草（炙）二兩，芒硝二兩。上五味，以水七升，煮取二升半，去滓，內芒硝，更上火微沸，下火。先食溫服五合，日三服，當微利（《傷寒論》）。

3.**杏參飲**　瀉肺平喘，潤腸通便。治胸膈脹滿，上氣喘急，咳嗽倚息，睡臥不得。桃仁、人參、桑白皮（蜜炙，泔浸）、杏仁等分。為末，每服八錢，加生薑三片，棗子一枚。水煎，食後溫服（《醫方類聚》）。

4.**雙仁丸**　降逆止咳。治氣逆喘急。桃仁、杏仁（並去雙仁皮尖，炒）各半兩。同細研，麵糊和丸如梧子大。每服十丸，生薑湯下，微利為度（《聖濟總錄》）。

5.**桃靈丹**　活血止痛。治心腹氣痛，或瘀血作痛。桃仁五錢，五靈脂（火煨制）五錢。為末，醋糊為丸如梧子大。每服二十丸，醋湯或酒送下（《壽世保元》）。

6.桃仁煎　破瘀開結，治產後惡露不淨，脈弦滯澀者。桃仁三錢，當歸三錢，赤芍、桂心各錢半，砂糖三錢（炒炭）。水煎，去渣溫服（《醫略六書》）。

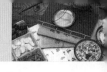

7.下瘀血湯　活血化瘀利水，治產後腹痛，乾血著臍下，亦主經水不利。大黃三兩，桃仁二十枚，蟅蟲二十枚（熬，去足）。上三味，末之，煉蜜和為四丸，以酒一升煎一丸，取八合。頓服之，新血下如豚肝（《金匱要略》）。

【食養】

1.白米桃仁粥　降氣止咳，活血止痛。可用於上氣咳喘，胸膈傷痛。米二合，桃仁一兩（湯浸，去皮尖雙仁研）。上以桃仁和米煮粥，空腹食之（《太平聖惠方》）。

2.墨魚桃仁煲　活血化瘀，滋陰養血。可用於婦女月經有血塊，或閉經等。桃仁九克，墨魚二〇〇克，生薑六克。桃仁洗淨，浸泡至無黏液浸出，無苦味，墨魚洗淨，切片，再一起與生薑放進瓦煲內，加入清水一・五升，武火煲沸後改文火煲一・五小時，放適量食鹽與生油便可。食墨魚飲湯，每週一～二次。

3.桃仁枸杞雞丁　補氣活血，明目健身。可用於咳嗽氣喘、神疲乏力、尿頻陽痿等病症。枸杞子三〇克，桃仁五〇克，雞肉二〇〇克，雞湯五〇克，芝麻油六克，太白粉五克，食鹽六克，白砂糖六克，胡椒粉一克，紹興酒六克，豬油六〇克，醬油少許，蔥、薑、蒜各六克。洗淨枸杞子，桃仁用開水泡後去皮，洗淨，浸泡至無黏液浸出，無苦味，將雞肉切成一公分見方的雞丁，用食鹽、味精、白砂糖、胡椒粉、雞湯、麻油、濕太白粉兌成滋汁待用。取鍋置火上，燒熱後加油，至油五成熱時，投入雞丁快速滑炒，倒入漏勺內瀝油；鍋再置火上，放熱油五〇克，下薑、蔥、蒜煸炒，再投入雞丁，倒入滋汁翻炒，並投入枸杞子與核桃仁同炒，炒勻裝盤即成。

4. 桃仁粥　可用於上氣咳嗽，胸膈痞滿，氣喘等。桃仁三兩，去皮、尖，以水一大升，研汁，和米二合，煮粥食（《食醫心鏡》）。

香橼

【別名】 枸橼、香泡樹、香圓。

【來源】 本品為芸香科植物枸橼或香圓（西南香圓）的乾燥成熟果實。秋季果實成熟時採收，趁鮮切片，曬乾或低溫乾燥。

【性味歸經】 性溫，味辛、苦、酸，歸肝、脾、肺經。

【功效主治】 疏肝理氣，寬中化痰。用於肝胃氣滯，胸脅脹痛，脘腹痞滿，嘔吐噫氣，痰多咳嗽。

【用法用量】 內服，三～九克。

【禁忌】 陰虛血燥及孕婦氣虛者慎服。

【成分藥理】 枸橼成熟果實含橙皮苷、枸橼酸、

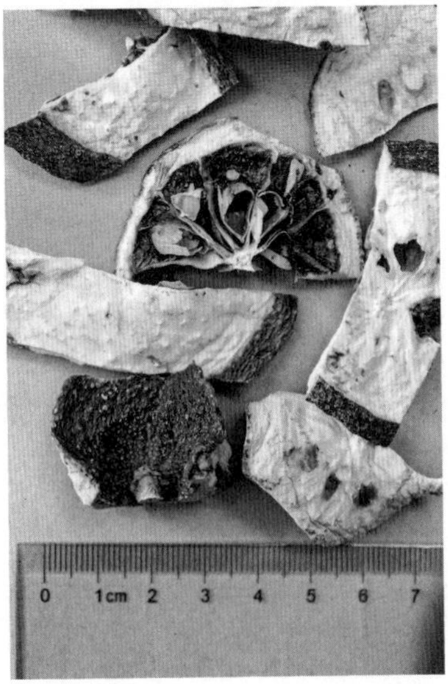

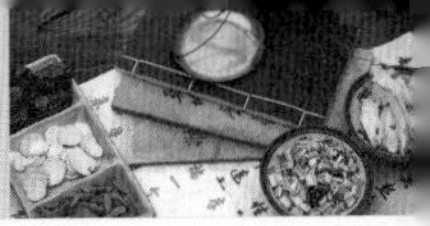

蘋果酸、果膠、鞣質及維生素C等。果實含油〇・三%～〇・七%，果皮含油六・五%～九%。具有抗炎、抗病毒作用。其中橙皮苷有預防凍傷和抑制大鼠晶狀體的醛還原酶作用。

【藥治】

1. **消脹萬應湯** 化積消脹。治氣滯濕阻，胸腹脹滿。地骷髏九克，大腹皮六克，真川厚朴三克，萊菔子六克（春砂仁一・五克拌炒），六神麴四・五克，陳香櫞皮二・四克，雞內金兩張，人中白（煅透）一・五克，燈心五小帚（《重訂通俗傷寒論》）。

2. **四陳湯** 疏肝理氣止痛。治氣滯腹痛。陳皮（去白），陳香櫞（去瓤），陳枳殼（去瓤，面炒），陳茶葉各等分，制法：上藥研末。每服九克，開水點服（《醫學心悟》）。

3. **雞金散** 寬中理氣，健脾消脹。治鼓脹腫滿，小兒疳積。雞內金一具（焙），真沉香二錢，砂仁三錢，陳香櫞（去白）五錢。上為末。每用一錢五分，生薑湯送下，虛者人參湯送下。虛火者忌服（《醫宗必讀》）。

【食養】

1. **香櫞甘蔗湯** 和中降逆。可用於反胃。乾香櫞兩大只（熬濃汁），甘蔗汁五碗，生薑汁一茶杯，上和勻。早、晚各服大半茶杯（《不知醫必要》）。

2. **香砂糖** 健脾開胃，行氣消脹。可用於小兒食欲不振或食後腹脹等。香櫞一〇～十五克，砂仁五～一〇克，白砂糖二〇〇～三〇〇克，把香櫞同砂仁一起放入碾槽內，研成細粉末；把白糖放入鋁鍋中，加水適量，以小火慢慢煎熬至稠厚時，加入香櫞、砂仁粉，一邊攪拌調和均勻，一邊繼續以小火煎熬，熬到挑起糖成絲狀時，離火趁熱倒入已塗過菜油的搪瓷盤中，稍冷後按壓平整，再切成小糖塊即可。

3. 百果酒　補虛益骨。可用於腰酸腿軟，大便乾澀不暢等。香櫞兩個，佛手兩個，核桃肉半斤，龍眼肉半斤，蓮肉半斤，橘餅半斤，柏子仁四兩，松子三兩，紅棗二十兩，黑糖三斤。乾燒酒五十斤浸（《仙拈集》）。

小茴香

【別名】　谷茴香、谷茴。

【來源】　本品為傘形科植物茴香的乾燥成熟果實。小茴香以顆粒均勻、質地飽滿、色澤黃綠、芳香濃郁、無柄梗者為佳。主產於山西、內蒙古、甘肅、遼寧。

【性味歸經】　性溫，味辛，歸肝、腎、脾、胃經。

【功效主治】　散寒止痛，理氣和胃。用於寒疝腹痛，睾丸偏墜，痛經，少腹冷痛，脘腹脹痛，食少

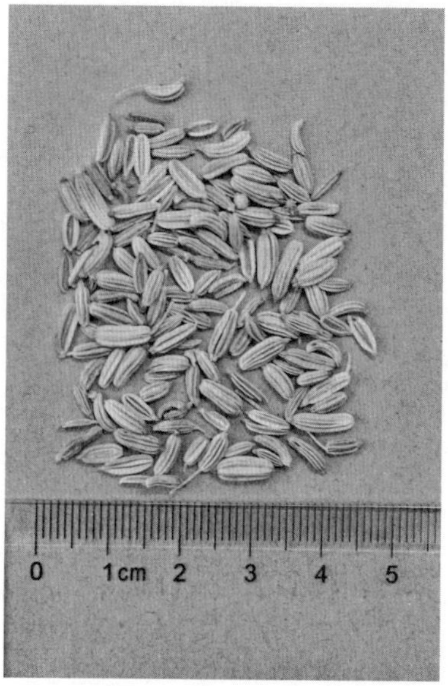

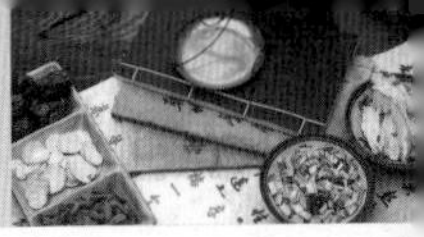

吐瀉，睪丸鞘膜積液。鹽小茴香暖腎散寒止痛。用於寒疝腹痛，睪丸偏墜，經寒腹痛。

【用法用量】 內服，三～六克。

【禁忌】 陰虛火旺者慎服。

【成分藥理】 含茴香醚、α－茴香酮、甲基胡椒酚、茴香醛等。促進胃腸道運動，抗潰瘍，保肝利膽，有雌激素樣作用，由小茴香提取的植物聚多糖有抗腫瘤作用。揮發油對真菌孢子、鳥型結核桿菌、金黃色葡萄球菌有抑制作用。

【藥治】

1. 一香散　理氣止痛。治右脅痛。小茴香（炒）一兩，枳殼（面炒）五錢，為末。每服二錢，鹽酒調服（《紅爐點雪》）。
2. 小茴香丸　疏肝理氣止痛。治小腸氣腹痛。茴香、胡椒各等分。為細末，以酒糊丸如梧桐子大。每服五十丸，空腹以溫酒送下（《三因極一病證方論》）。
3. 溫通湯　散寒行氣。治下焦受寒，小便不通。椒目（炒，搗）八錢，小茴香（炒，搗）二錢，威靈仙三錢。水煎服。下焦寒甚者，酌加肉桂、附子、乾薑等；氣虛者，加人參（《醫學衷中參西錄》）。

【食養】

1. 茴香茶　散寒行氣，疏肝催乳。可用於婦女奶水少而不暢。辛辣而香氣獨特的口感，加一點蜂蜜或蜂糖漿飲用風味更佳，也可加入少量肉桂壓味。

2. 茴香汁　理氣和胃。治突然噁心，腹部不適。生茴香搗爛成汁一合，與熱酒一合一起服下，能通小腸氣和突然腎氣沖脅。

益智

【別名】　益智子。

【來源】　為薑科植物益智的果實。五～六月果實呈褐色、果皮茸毛減少時採摘。分布於廣東和海南，福建、廣西、雲南亦有栽培。益智仁：取益智仁置鍋內，炒至外殼焦黑，取出冷透，除去果殼，取仁搗碎用。鹽益智仁：取益智仁用鹽水拌勻，微炒，取出放涼（每益智仁一百斤，用食鹽二斤八兩，加適量開水化開澄清）。

【性味歸經】　性溫，味辛，歸脾，腎經。

【功效主治】　溫脾暖腎，固氣澀精。治冷氣腹痛，中寒吐瀉，多唾遺精，小便餘瀝，夜尿頻繁。

【用法用量】　內服，六～十二克。

【禁忌】　陰虛火旺。或因熱而遺滑、崩帶者忌服。

【成分藥理】　含揮發油一％～二％，油中含桉

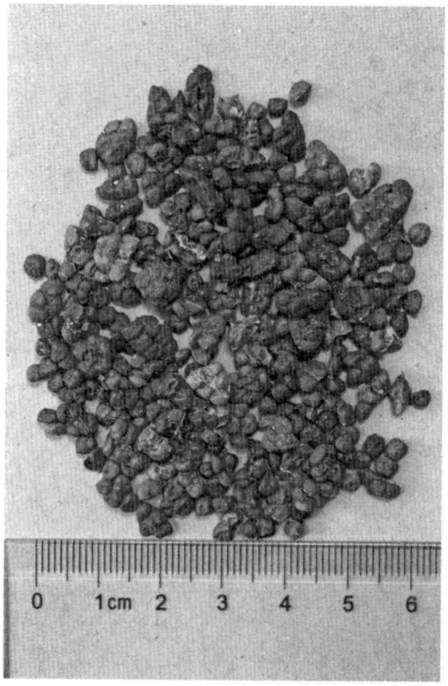

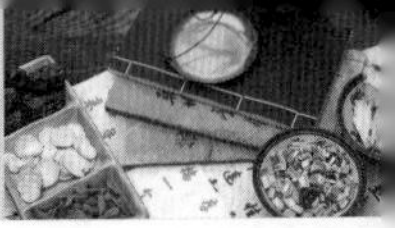

油精五十五%以及薑烯、薑醇。並含豐富的B族維生素及維生素C，以及微量元素錳、鋅、鉀、鈉、鈣、鎂、磷、鐵、銅等。

【藥治】

1. **三仙丸**　固腎澀精，治夢泄。益智仁二兩（用鹽二兩炒，去鹽），烏藥二兩，上為末，用山藥一兩為糊，和丸如梧桐子大，每服五十丸，空心臨臥鹽湯下，以朱砂為衣（《世醫得效方》）。

2. **益智仁散**　溫脾固腎。治小兒遺尿，亦治白濁。益智仁、白茯苓各等分，上為末。每服一錢，空心米湯調下（《補要袖珍小兒方論》）。

3. **益智五味丸**　補益肝腎，固氣澀精。治肝腎俱虛，精氣耗散。益智仁、肉蓯蓉、巴戟（去心）、人參、五味子、骨碎補、茴香、覆盆子、龍骨、熟地黃、菟絲子（制）各等分。上為末，酒糊為丸，如梧桐子大。每服五〇丸，空心米湯送下（《普濟方》）。

4. **益智仁丸**　溫脾，暖腎。治小便赤濁。益智仁、茯神各二兩，遠志、甘草（水煮）各半斤。為末，酒糊丸，梧子大。空心薑湯下五十丸（《本草綱目》）。

【食養】

1. **益智仁蛋**　固腎縮尿。可用於小兒遺尿或夜尿頻多之人。益智仁、山藥、烏梅、枸杞子各一〇克，雞蛋兩個。洗淨雞蛋，連殼與益智仁、山藥、烏梅、枸杞子一同放入砂鍋，加適量水，待蛋煮熟後去蛋殼，再文火煮至藥液全乾，棄藥吃蛋。

2.紅參益智仁粉　健脾固腎，填精益智。可用於阿茲海默病患者。紅參三〇克，益智仁一〇〇克。兩者研成細末，混勻，每次服五克，每日服一～二次。

3.益智仁白朮茯苓飲　健脾祛濕止瀉。可用於腹瀉、大便溏薄、小兒遺尿、小兒流涎不止或女子帶下清稀等。益智仁十五克，白朮一〇克，茯苓二〇克。三者一同放入砂鍋，加適量清水，煮沸後小火熬煮三〇分鐘，當茶飲用。

4.益智芪藥粥　健脾安神，益腎縮尿。可用於乏力、失眠健忘、大便溏薄、夜尿頻多的人群。益智仁十五克，懷山藥三〇克，黃芪二〇克，米一〇〇克。洗淨上述用料，一同放入砂鍋，加適量清水熬煮成粥，調入精鹽即成。

余甘子

【別名】　滇橄欖、庵摩勒、油柑子。

【來源】　本品系藏族慣用藥材。為大戟科油柑屬植物余甘子的乾燥成熟果實。冬季至次春果實成熟時採收，除去雜質，乾燥。

【性味歸經】　性涼，味甘、酸、澀，歸肺、胃經。

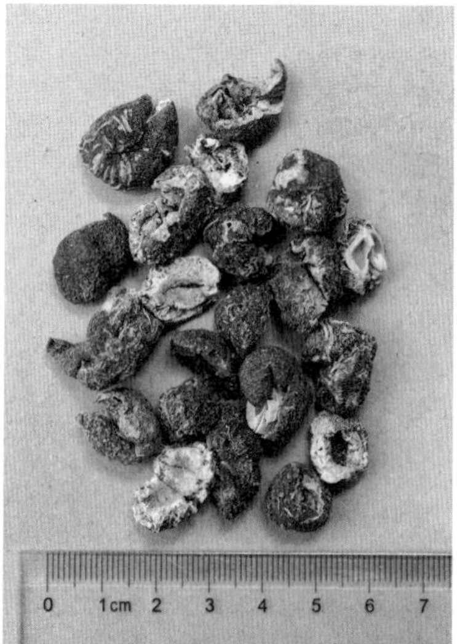

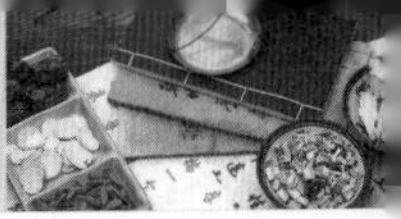

【功效主治】 清熱涼血，消食健胃，生津止咳。用於血熱血瘀、消化不良、腹脹、咳嗽、喉痛、口乾。

【用法用量】 內服，三~九克，多入丸散服。

【禁忌】 脾胃虛寒者慎服。

【成分藥理】 果實含鞣質，種子含固定油約二十六%，油中含亞麻酸八・八%，亞油酸四十四%，油酸二十八・四%，硬脂酸二・二%，棕櫚酸三・〇%，肉豆蔻酸一%等。可對抗由異丙腎上腺素引起的大鼠心肌壞死，並能增加心肌糖原水準，對血脂也產生明顯變化；對放射引起的染色體畸變有保護作用。

【藥治】

1.**余甘子散** 清熱涼血。治乳石發熱，上攻頭面，煩熱，咽喉不利，舌粗語澀，大小便不通。余甘子三分，紅雪三兩，犀角屑一兩，子芩半兩，獨活半兩，葛根半兩（銼），川升麻半兩，防風半兩（去蘆頭），甘草半兩（生用）。上為細散。每服二錢，用生地黃汁二合調下，不拘時候（《太平聖惠方》）。

2.**解渴太平百杯丸** 生津止渴。治渴甚。木瓜十枚（爛蒸去皮，細研），烏梅（去核）一斤，甘草七兩半（炙），乾葛二兩，川芎半兩，余甘子半兩，紫蘇葉半兩，百藥煎一兩（研），白鹽十兩（炒），後棄之。上為細末，同研勻，將木瓜搜和為丸，如雞頭子大。每服一丸，含化（《楊氏家藏方》）。

【食養】

1.治河豚魚中毒　余甘子生吃吞汁，並可治魚骨梗喉（《昆明民間常用草藥》）。

2.余甘子茶　化痰止咳，生津解毒。可用於治療咽喉腫痛、喉痹、肺熱或感冒風熱、咳嗽咽乾、煩熱。余甘子一〇克，綠茶三克，冰糖十二克，用開水沖泡後飲用。

紫蘇子

【別名】　蘇子、黑蘇子。

【來源】　本品為唇形科植物紫蘇的乾燥成熟果實。秋季果實成熟時採收，除去雜質，曬乾。

【性味歸經】　性溫，味辛，歸肺經。

【功效主治】　降氣化痰，止咳平喘，潤腸通便。用於痰壅氣逆、咳嗽氣喘、腸燥便祕。

【用法用量】　內服，三～九克。

【禁忌】　氣虛久嗽、陰虛喘逆、脾虛便滑者慎用。

【成分藥理】　紫蘇子含蛋白質十七%、油五十一·七%，油中富含不飽和脂肪酸和亞麻酸五十六·

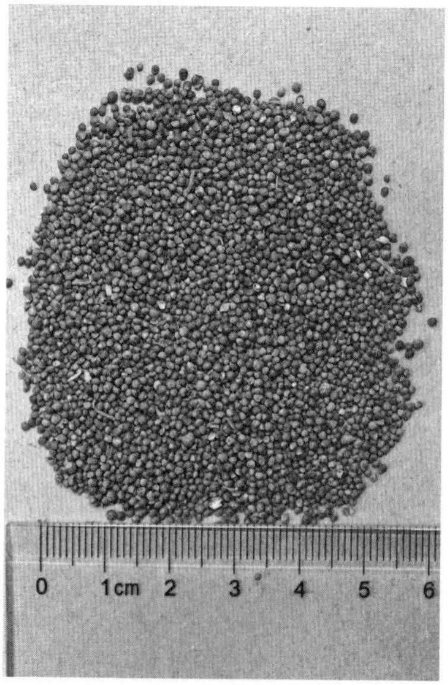

八%，亞油酸十七・六%。有抗癌作用，紫蘇油還可提高大鼠學習能力。

【藥治】

1. **蘇子散** 降氣消痰，止咳平喘。治小兒久咳嗽，喉內痰聲如拉鋸，老人咳嗽吼喘。紫蘇子一錢，八達杏仁一兩（去皮、尖），老人加白蜜二錢。共為末，大人每服三錢，小兒服一錢，白滾水送下（《滇南本草》）。

2. **三子養親湯** 溫肺化痰，降氣消食。治痰壅氣逆食滯證。咳嗽喘逆，痰多胸痞，食少難消，舌苔白膩，脈滑。紫蘇子、白芥子、萊菔子。上三味各洗淨，微炒，擊碎，看何證多，則以所主者為君，餘次之，每劑不過三錢，用生絹小袋盛之，煮作湯飲，隨甘旨，代茶水啜用，不宜煎熬太過。大便素實者，臨服加熟蜜少許；若冬寒，加生薑三片（《韓氏醫通》）。

3. **青龍散** 降氣止咳。治咳嗽上氣，不得臥。人參（去蘆頭）、陳皮（去白）、五味子、紫蘇子各一兩。為粗末。每服三錢，加生薑三片，水煎溫服，不拘時候（《禦藥院方》）。

【食養】

1. **紫蘇麻仁粥** 順氣通便。可用於氣鬱便祕的人群。紫蘇子、麻子仁，不拘多少，研爛，水濾取汁，煮粥食之（《重訂嚴氏濟生方》）。

2. **紫蘇子湯糰** 理氣寬中，開胃暢膈。可用於咳喘痰多、胸膈滿悶、食慾不佳、消化不良、便祕等。脾胃虛弱泄瀉者忌食用。紫蘇子九〇克，糯米粉三〇〇克。調料：白糖、豬油。將紫蘇子洗淨瀝乾，入鍋炒熟，出鍋晾涼研碎，放入豬油、白糖拌勻成餡。用沸水和勻糯米粉，做成粉團，包入餡即成生湯糰，入沸水鍋煮熟，出鍋即成。

三、葉類

薄荷

【別名】　蕿荷、夜息藥、仁丹草、魚香草、香薷草。

【來源】　本品為唇形科薄荷屬植物薄荷的乾燥地上部分。夏、秋二季莖葉茂盛，或花開至三輪時，選晴天，分次採割，曬乾或陰乾。

【性味歸經】　性涼，味辛，歸肺、肝經。

【功效主治】　宣散風熱，清利頭目，利咽，透疹，疏肝行氣。用於風熱感冒，風溫初起，頭痛，目赤，喉痹，口瘡，風疹，麻疹，胸脅脹悶。

【用法用量】　內服，三～六克，入煎劑宜後下。

【禁忌】　陰虛血燥、肝陽偏亢、表虛汗多者慎服。

【成分藥理】　新鮮葉含揮發油〇・八％～一％，

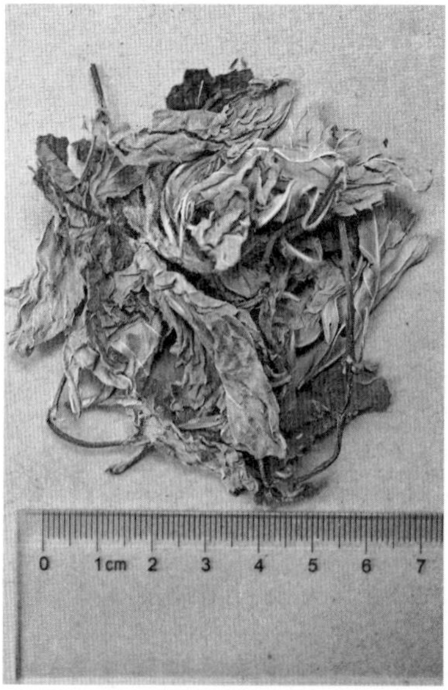

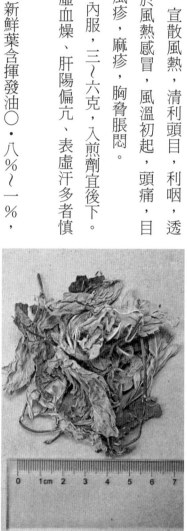

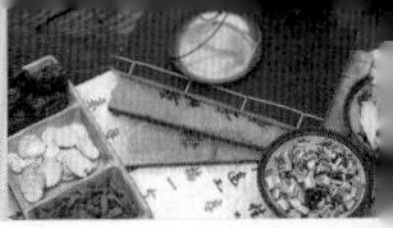

乾莖葉含一・三％～二％。油中主成分為薄荷醇，含量七十七％～七十八％，其次為薄荷酮，含量為八％～十二％，還含乙酸薄荷酯、莰烯、檸檬烯、異薄荷酮、蒎烯、薄荷烯酮、樹脂及少量鞣質、迷迭香酸。薄荷醇局部應用可治頭痛、神經痛、瘙癢等。應用於皮膚，首先有涼感，以後有輕微刺灼感。此種涼感並非皮膚溫度降低，而系刺激神經末梢之冷覺感受器所引起。薄荷醇、薄荷酮對離體兔腸有抑制作用，後者的作用較強。此外，還有抗病毒、鎮痛、止癢、抗刺激、止咳、殺菌、抗著床、抗早孕、利膽作用等。

【藥治】

1. **涼解湯**　辛涼解表。治溫病，表裏俱覺發熱，脈洪而兼浮者。生石膏一兩，薄荷葉三錢，蟬蛻（去足）二錢，甘草一錢五分。水煎服（《醫學衷中參西錄》）。

2. **玉粉丸**　清氣化痰。治氣痰咳嗽，脈澀面白，上氣喘促，灑淅惡寒。南星、半夏（俱洗）各一兩，官桂（去皮）一兩。為細末，薄荷為丸如桐子大。每服五、七丸，食後生薑湯下（《素問病機氣宜保命集》）。

3. **青龍散**　清熱利咽。治咽喉腫痛妨悶。石膏八兩，樸硝、生甘草各一兩，青黛半兩。為細末，每服二、三錢，煎薄荷湯，調勻熱漱冷吐，不拘時候（《禦藥院方》）。

4. **華澄茄丸**　治鼻塞不聞香臭。薄荷二錢，荊芥穗一錢，蓽澄茄二分。為細末，蜜丸，含化下（《類證治裁》）。

5. **正顏丹**　疏風散邪。治口眼喎斜。白芷二兩，獨活二兩，薄荷一兩。為末，蜜丸如彈子大。每服一丸，細嚼，茶清下（《壽世保元》）。

【食養】

1. 薄荷豆腐　宣散風熱。可用於傷風鼻塞、打噴嚏、流鼻涕等症。豆腐兩塊，鮮薄荷五〇克，鮮蔥三條，加兩碗水煎，煎至水減半，即趁熱食用。

2. 薄荷糕　疏風散熱，清咽利喉。可用於咽喉腫痛等。取糯米、綠豆各五〇〇克，薄荷十五克，白糖二十五克，桂花少許。先將綠豆煮至爛熟，再加入白糖、桂花和切碎的薄荷葉做成餡備用。把糯米燜熟，放入盒內晾涼，然後用糯米飯包豆沙餡，用木槌壓扁即成。

3. 鮮薄荷鯽魚湯　疏風止咳。可用於小兒久咳。活鯽魚一條，剖洗乾淨，用水煮熟，加蔥白一根，生薑一片，鮮薄荷二〇克，水沸即可放調味品和油鹽，湯肉一起吃。每日吃一次，連吃三～五日。

淡竹葉

【別名】　山雞米、金雞米、竹葉麥冬。

【來源】　本品為禾本科植物淡竹的乾燥莖葉。夏季未抽花穗前採割，曬乾。

【性味歸經】　性寒，味甘、淡，歸心、胃、小

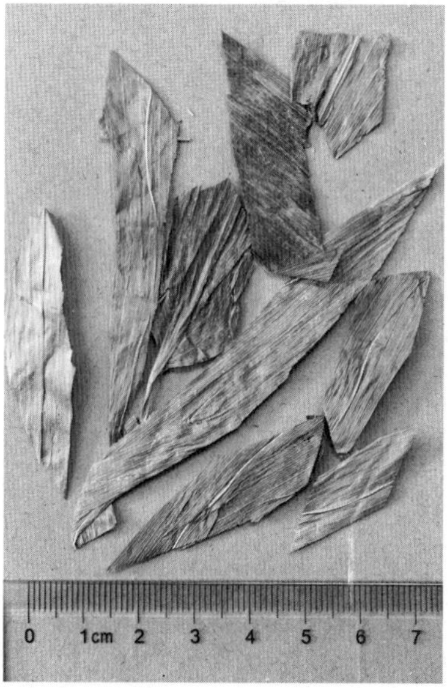

腸經。

【功效主治】 清熱、除煩、利尿。用於熱病煩渴，小便赤澀淋痛，口舌生瘡。

【用法用量】 內服，六～九克。

【禁忌】 體虛有寒者慎服。

【成分藥理】 莖、葉含三萜化合物蘆竹素，印白茅素，蒲公英賽醇和無羈萜。另謂地上部分含酚性成分、胺基酸、有機酸、糖類。有較強解熱、利尿作用，亦能增加尿中氯化物的排泄量；水煎劑對金黃色葡萄球菌、溶血性鏈球菌有抑制作用；本品粗提取物對肉瘤S180有一定抑制，並有升血糖等作用。

【藥治】

1.石膏煎　清熱利尿。治脾熱腹滿不止，目赤，口唇乾裂。石膏一斤，生地黃汁、蜂蜜各一升，淡竹葉（切）五升。為末，先煎竹葉，去渣，入石膏煎，次下地黃汁煮沸，再下蜜。徐徐服（《醫方類聚》）。

2.通苓散　清熱、除煩、利尿。治傷暑，潮熱煩渴，小便不利。麥冬、淡竹葉、車前穗、燈心各等分。水煎服（《醫門法律》）。

3.黃連散　清熱除煩，生津止渴。治消渴，口乾煩熱，不能飲食。黃連（去鬚）二兩，葛根（銼）二兩，麥冬（去心）一兩，枇杷葉（拭去毛，炙微黃）一兩。為末，每服四錢，入生薑半分，淡竹葉二、七片，水煎溫服，不拘時候（《太平聖惠方》）。

【食養】

1.淡竹葉粥　清熱除煩。治小兒心臟風熱，精神恍惚。淡竹葉一握，米一合，茵陳半兩。先煎竹葉、茵陳，去渣，入米煮粥食之（《太平聖惠方》）。

2.燈心竹葉茶　清心火，利濕熱，除煩安神。可用於濕熱型病毒性心肌炎急性期。燈心草九克、竹葉六克加水適量煎煮，濾汁代茶飲；或沸水沏，代茶飲。

荷葉

【別名】　蕸。

【來源】　本品為睡蓮科植物蓮的乾燥葉。夏、秋二季採收，曬至七八成乾時，除去葉柄，折成半圓形或摺扇形，乾燥。

【性味歸經】　性平，味苦，歸肝、脾、胃經。

【功效主治】　清熱解暑，升發清陽，涼血止血。用於暑熱煩渴，暑濕泄瀉，脾虛泄瀉，血熱吐衄，便血崩漏。荷葉炭收澀化瘀止血。用於多種出血症及產後血暈。

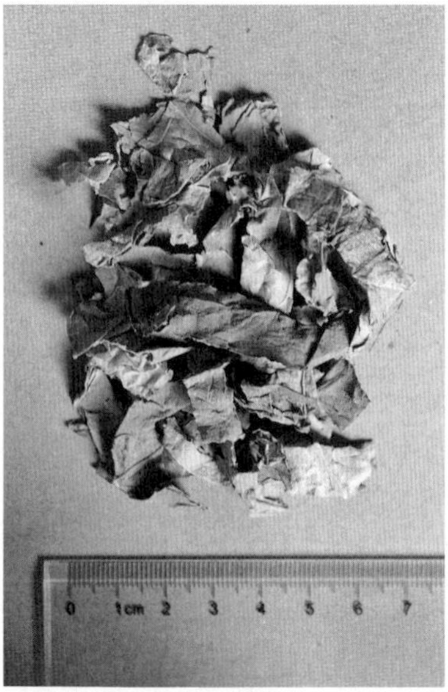

【用法用量】內服，三～九克；鮮品十五～三〇克；荷葉炭三～六克。

【成分藥理】葉含蓮堿、荷葉鹼、原荷葉鹼、亞美罌粟鹼、前荷葉鹼、N－去甲基荷葉鹼、D－N－甲基烏藥鹼、番荔枝鹼、鵝掌楸鹼、槲皮素、異槲皮苷、蓮苷、酒石酸、檸檬酸、蘋果酸、葡萄糖酸、草酸、琥珀酸、鞣質。還含抗有絲分裂作用的鹼性成分。

【藥治】

1.清震湯　升陽散風。治雷頭風證，頭面疙瘩腫痛，憎寒發熱，狀如傷寒。荷葉一枚，升麻五錢，蒼朮五錢。水煎溫服（《內經類編試效方》）。

2.四生丸　涼血止血。治陽乘於陰，以致吐血衄血。生荷葉、生艾葉、生柏葉、生地黃各等分。上研，丸雞子大。每服一丸，水煎服（《婦人良方》）。

3.荷葉槁本湯　清熱涼血。治腳脛生瘡，浸淫腿膝，膿水淋漓，熱痹癢痛。乾荷葉四個，槁本二錢半。上細切，水二斗，煎至五升，去渣。溫熱得所，淋渫，仍服大黃左經湯（《證治準繩》）。

【食養】

1.荷葉二花粥　清熱解暑，除煩利尿。可用於暑熱症及高脂血症。鮮荷葉一張，荷花一朵，扁豆花五朵，米一〇〇克。洗淨鮮荷葉，切細；先取米煮粥，熟後調入荷葉、二花，再煮一二沸服食，每日兩劑。

2.蓮米芡實荷葉粥　健脾止帶。可用於帶下綿綿不斷，面白或黃，四肢不溫，納少便溏，精神倦怠等。蓮米、芡實各六〇克，鮮荷葉一張，糯米三〇克，豬肉五〇克，紅糖適量。將芡實去殼，荷葉剪塊，將諸藥與糯米同放鍋中，加清水適量煮至成粥，紅糖調服，每日兩劑。

3.雙荷飲茶　止血，化瘀，清暑。可用於吐血、衄血、尿血、崩漏等一切出血症狀；對肥胖、高血脂症等人可作為保健藥茶飲用或夏季清暑飲料。取荷葉頂七個，藕節七個，蜂蜜適量。洗淨荷葉頂、藕節，搗碎，加入蜂蜜拌勻，加清水適量煎沸，蓋悶十五分鐘後取汁去渣即可。每日一～二劑，不拘時頻飲。

昆布

【別名】　綸布，海昆布。

【來源】　本品為海帶科植物海帶或翅藻科植物昆布（鵝掌菜）的乾燥葉狀體。夏、秋二季採撈，曬乾。

【性味歸經】　性寒，味鹹，歸肝、胃、腎經。

【功效主治】　軟堅散結，消痰利水。用於癭瘤，瘰鬁，睾丸腫痛，痰飲水腫。

【用法用量】　內服，六～十二克。

【禁忌】　脾胃虛寒、蘊濕者慎服。

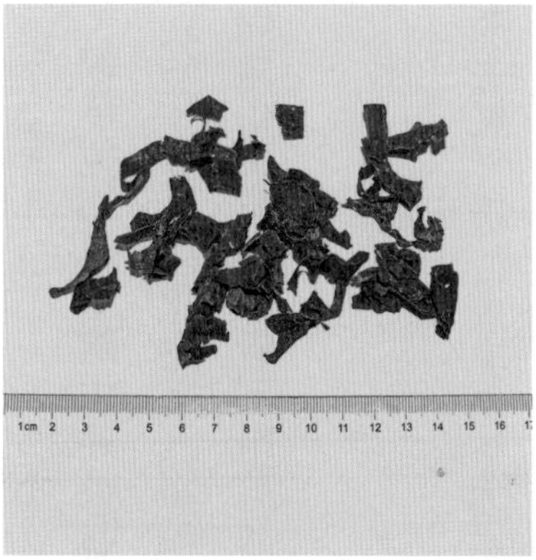

【成分藥理】　昆布含藻膠酸二十五・六％、粗蛋白九・九七％、甘露醇七・二一％、灰分二十六・〇三％、鉀四・九二％、碘〇・一八％。昆布中所含之碘，較單純的碘、碘化鉀吸收慢，體內保留時間長，排出也慢，可用來改善因缺碘而引起的甲狀腺功能不足。碘化物進入組織及血液後，尚能促進病理產物如炎症滲出物的吸收，能使病態的組織崩潰和溶解，一般不用於活動性肺結核。還有降壓、降糖、降脂、抗凝、抗放射作用。

【藥治】

1. **檳榔丸**　軟堅散結。治癭病，咽喉腫塞。檳榔（銼）、海藻（洗去鹹，焙）、昆布（洗去鹹，焙）各三兩。為末，丸如彈子大。每服一丸，含化（《聖濟總錄》）。

2. **沙蔘丸**　理氣散結。治疝氣。沙參二兩，昆布（洗焙）、茴香（炒）各半兩。為細末，以酒煮麵糊丸如梧子大，每服二十丸。以溫酒調下，食前服（《聖濟總錄》）。

3. **二海丸**　軟堅散結。治氣癭隨憂愁消長者。海藻（酒洗）、昆布（酒洗）各等分。為末，蜜丸如杏核大。每服一丸（《證治準繩》）。

【食養】

1. **海藻昆布湯**　降壓消脂，軟堅散結。可用於冠心病合併高脂血症、高血壓者。海藻三〇克，昆布三〇克，木耳十五克，黃豆二〇〇克。海藻、昆布洗淨切段，木耳擇去蒂、掰小塊，置鍋中加水共燉煮，加少量調味品後服食。

2. **昆布海藻**　燉黃豆化痰散結，降濁祛脂。可用於痰濁瘰鬁、缺碘性甲狀腺腫大等。昆布、海藻各三〇克，黃豆一〇〇克，調味品適量。昆布、海藻用清水發開，洗淨、切絲。黃豆用清水浸泡半小時。將黃豆加清水適量，武火煮沸後下昆布、海藻，文火煮至爛熟後調入適量食鹽、味精、豬油即可。

桑葉

【別名】 鐵扇子、蠶葉。

【來源】 本品為桑科植物桑的乾燥葉。初霜後採收，除去雜質，曬乾。以葉大、色黃綠者為佳。

【性味歸經】 性寒，味甘、苦，歸肺、肝經。

【功效主治】 疏散風熱，清肺潤燥，清肝明目。用於風熱感冒，肺熱燥咳，頭暈頭痛，目赤昏花。

【用法用量】 內服，五～九克。

【禁忌】 脾虛便溏者慎用。

【成分藥理】 葉含芸香苷、槲皮素、異槲皮苷、槲皮素—3—三葡糖苷、微量的β—穀甾醇、菜油甾醇、β—穀甾醇、β—D—葡糖苷、蛇麻脂醇、內消

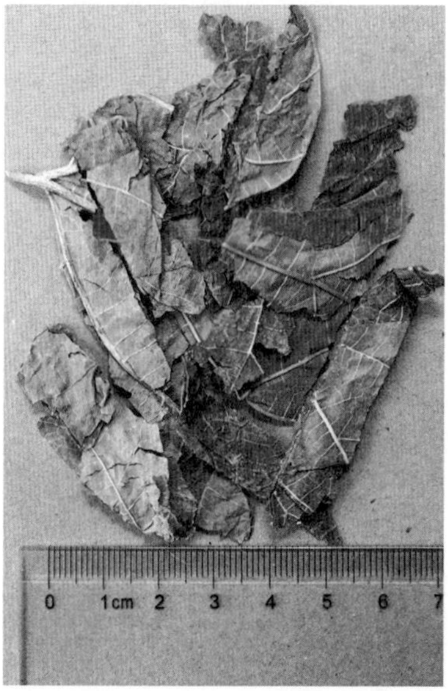

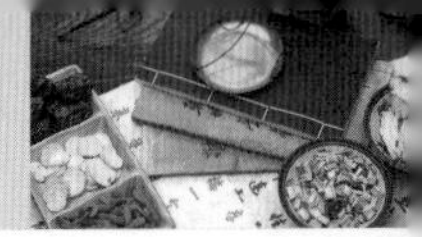

旋肌醇、昆蟲變態激素牛膝甾酮和蛻皮甾酮、溶血素、綠原酸。揮發油成分中有乙酸、丙酸、丁酸、異丁酸、戊酸、異戊酸、己酸、異己酸、水楊酸甲酯、愈創木酚、酚、鄰苯甲酚、間苯甲酚、丁香油酚等，又含草酸、延胡索酸、酒石酸、檸檬酸、琥珀酸、棕櫚酸、棕櫚酸乙酯、三十一烷、羥基香豆精、蔗糖、果糖、葡萄糖、天門冬胺基酸和谷氨酸等胺基酸。有抗菌、降壓、降血糖作用。

【藥治】

1. **桑菊飲**　辛涼解表，疏風清熱，宣肺止咳。治太陰風溫，但咳，身不甚熱，微渴者。杏仁二錢，連翹一錢五分，薄荷八分，桑葉二錢五分，菊花一錢，苦梗二錢，甘草八分（生），葦根二錢。水二杯，煮取一杯，日二服（《溫病條辨》）。

2. **桑麻丸**　清肝明目。治肝陰不足，眼目昏花，咳久不愈，肌膚甲錯，麻痹不仁。嫩桑葉（去蒂，洗淨，曬乾，為末）一斤，黑胡麻子（淘淨）四兩，擂碎胡麻，熬濃汁，和白蜜一斤，煉至滴水成珠，入桑葉末為丸，如梧桐子大。每服三錢，空腹時鹽湯、臨臥時溫酒送下（《醫級》）。

3. **雙葉湯**　和中辟穢，疏風散熱。治小兒霍亂吐逆。乾桑葉、藿香葉（去土）各等分。為細末，每服一錢，溫米飲調下，不拘時候（《楊氏家藏方》）。

4. **補肺散**　滋陰清肺。治肺痿勞傷吐血。黃明膠（炙燥）二兩，桑葉（陰乾）二兩。為細末，每服三錢匕，用生地黃汁調下，糯米飲亦得（《聖濟總錄》）。

【食養】

1.桑葉豬骨湯　清肺，養肝，壯骨。可用於中老年人高血壓、高脂血症、高血糖兼有骨質疏鬆的人群。鮮桑葉三〇〇克，豬骨五〇〇克，蜜棗三顆。豬骨與蜜棗用大火同煲至滾，然後放入桑葉煲一小時左右，見湯濃便可調味即可。在湯好前的十五分鐘，還可加入適量桂圓肉及枸杞子。桂圓肉可補氣安神，枸杞子可明目補腎。

2.桑葉枸杞茶　利尿，清熱，明目。可用於視物模糊、小便不暢的人群。枸杞子三〇克，鮮車前草三〇克，鮮桑葉六〇克，加水適量煎湯服。

3.桑葉菊花茶　疏散風熱，清肺潤燥，清肝明目。可用於溫邪、熱邪所引起的發熱。乾桑葉、乾菊花各二〇克煮水，當茶頻服。

4.參歸桑葉茶　補氣養血，清涼潤燥。可用於氣血虧虛而致頭目眩暈，伴見面色蒼白，指甲少華，皮膚乾糙，心悸少寐，神疲乏力，鬚髮稀落者。當歸一五〇克，黨參一二〇克，冬桑葉六〇克。上藥共研粗末，每日取三〇～四〇克，置保溫瓶中，沖入沸水適量，蓋悶二〇～三〇分鐘後，代茶頻飲。感冒惡寒、發熱無汗者慎用（《中醫良藥良方》）。

5.桑葉豬肝湯　疏風清熱，養肝明目。可用於肝熱、頭目疼痛、眼結膜炎以及夜盲症。桑葉十五～二〇克，豬肝一〇〇～一二〇克，生薑兩片。桑葉用清水洗淨，浸泡十五～二〇分鐘；豬肝洗淨切為片狀，用少許食鹽和醬油、生油醃拌片刻。先把桑葉和生薑放進瓦煲內，加入清水五〇〇毫升（約兩碗水量），先用武火煲至沸騰片刻，改用文火煲二〇～三〇分鐘，加入豬肝，滾至豬肝熟，調入適量食鹽和少許生油即可。此量可供一人用，豬肝可撈起拌入醬油佐餐用。

紫蘇葉

【別名】 蘇葉。

【來源】 本品為唇形科植物紫蘇的乾燥葉（或帶嫩枝）。夏季枝葉茂盛時採收，除去雜質，曬乾。

【性味歸經】 性溫，味辛，歸肺、脾經。

【功效主治】 解表散寒，行氣和胃。用於風寒感冒、咳嗽嘔惡、妊娠嘔吐、魚蟹中毒。

【用法用量】 內服，五～九克。

【禁忌】 氣弱者慎服。

【成分藥理】 皺紫蘇全草含揮發油約〇・五％，內含紫蘇醛約五十五％，左旋檸檬烯二〇％～三〇％及α—蒎烯少量。尖紫蘇全草含揮發油，內含異戊基—3—呋喃甲酮、紫蘇醛、α—及β—蒎烯、d—檸檬烯、1—芳樟醇、莰烯、薄荷醇、薄荷酮、紫蘇醇、二氫紫蘇醇、丁香油酚。能解熱、抗菌、升高血糖，

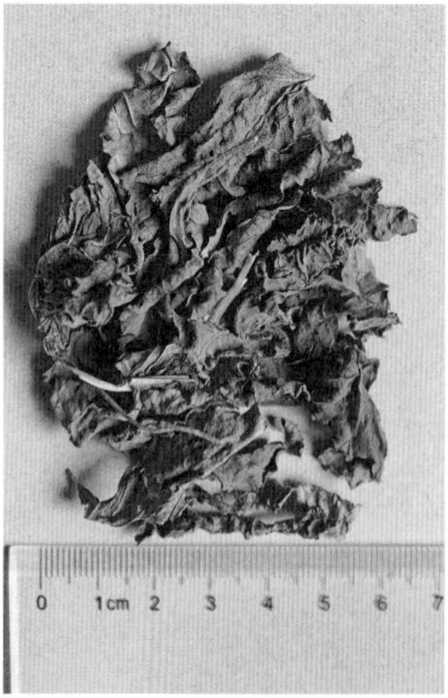

促進內源性凝血系統，促進腸蠕動。

【藥治】

1. **治食蟹中毒**　紫蘇煮汁飲之（《金匱要略》）。

2. **冬苓蘇貝湯**　開宣肺氣。治口渴快飲涼水卒音啞。蘇葉三錢，麥冬二兩，貝母三錢，茯苓五錢。水煎服（《辨證錄》）。

3. **白金散**　清肺下痰，止煩渴。治痰飲煩渴。桑白皮（炒）、紫蘇葉（去梗）、桔梗各一兩，甘草（炒）。為末。每服五錢，水煎去渣，不拘時服，溫酒送下（《禦藥院方》）。

【食養】

1. **紫蘇葉湯糰**　寬中理氣，開胃利肺。可用於咳喘痰多、胸膈滿悶、食慾不佳、消化不良、便祕等。脾胃虛弱泄瀉者忌用。紫蘇子九〇克，糯米粉三〇〇克，白糖，豬油。將紫蘇子淘洗乾淨，瀝乾水，放入鍋內炒熟，出鍋晾涼研碎，放入豬油、白糖拌勻成餡。將糯米粉用沸水和勻，做成一個個粉團，包入餡即成生湯糰，入沸水鍋煮熟，出鍋即成。

2. **紫蘇梅子**　順氣，清暑，健胃。可用於夏季氣候炎熱，胸悶不舒。青梅一公斤，白糖一公斤。將梅子洗淨，用濃鹽水浸泡去除澀味。三～五日後，梅子有三分軟，去蒂，用原先浸泡的鹽水洗淨梅子，撈出裝入陶甕中。將白糖分為十份，先加入一份白糖以及米酒一杯。採收新鮮紫蘇葉五、六片洗淨晾乾，等數日後梅汁淹過梅子，均勻撒入紫蘇葉。每隔一個月加糖一份，直至加完一公斤糖。碾碎小煮，放涼可當飲料，就是著名的紫蘇梅茶。

3.鮮紫蘇葉滾魚頭　清暑健胃，去腥解毒。可用於暑季炎熱，胃口不開。紫蘇葉十五克，大魚頭一個，生薑三片，生蔥少許。紫蘇葉洗淨，切碎；魚頭開邊、去鰓、洗淨、鹽拌醃，拍上乾馬鈴薯澱粉，起油鑊下薑，下魚頭稍煎，濺入少許紹酒。加入清水一二五〇毫升（五碗量），滾沸至剛熟，下紫蘇葉、蔥稍滾，下鹽便可。

四、種子類

白扁豆

【別名】峨眉豆、扁豆子、茶豆。

【來源】秋、冬二季採收扁豆的成熟果實，曬乾，取出種子，再曬乾，除去雜質。用時搗碎。

【性味歸經】性微溫，味甘，歸脾、胃經。

【功效主治】健脾化濕，和中消暑。用於脾胃虛弱，食慾不振，大便溏瀉，白帶過多，暑濕吐瀉，胸悶腹脹。炒扁豆健脾化濕。用於脾虛泄瀉，白帶過多。

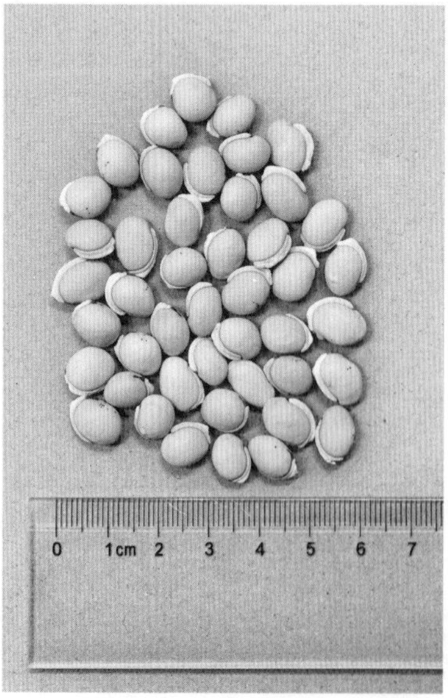

【用法用量】　內服，九～十五克。

【禁忌】　扁豆含皂苷和血凝素可引致食物中毒，烹飪時一定要十分熟方可食用。腹脹、腹痛、手腳冰涼寒性體質的人不宜吃。《本草求真》記載白扁豆：「多食壅滯，不可不知。」食用過多容易氣滯，讓人腹脹。

【成分藥理】　種子含油〇・六二％，內有棕櫚酸、亞油酸、反油酸、油酸、維生素B_1及維生素C、胡蘿蔔素等，具有抗菌、抗病毒作用，提高細胞免疫功能。另外，印度產扁豆所含的澱粉酶抑制物，在體內有降低血糖及血清膽甾醇的作用。

【藥治】

1. 辟穀散　救荒辟穀。治肥人多食易饑。山藥八兩，蓮肉（去心皮）八兩，芡實（去殼）八兩，白扁豆（去殼，炒）八兩，綠豆（去殼，炒，末）八兩，薏苡仁（去殼）十二兩，小茴（炒）四兩，白米（炒黃）二升。制法：上共磨為末，每用五錢，蒸糕食之亦妙（《壽世保元》）。

2. 縮脾飲　解伏熱，除煩渴，消暑毒，止吐利。治霍亂之後服熱藥大多致煩躁者。縮砂仁、烏梅肉（淨）、草果（煨，去皮）、甘草（炙），各四兩。乾葛、白扁豆（去皮，炒），各二兩。每服四錢，水一大碗，煎八分，去滓，以水沉冷服以解煩，或欲熱欲溫，並任意服。代熟水飲之極妙（《太平惠民和劑局方》）。

3. 扁豆湯　健脾化濕。治心霍亂吐利。扁豆葉九克、香薷葉六克、木瓜一枚、乾薑三克，四味，以水六〇〇毫升，煮取二五〇毫升，絞去滓。分溫三服（《外台秘要》）。

4.**小香薷湯**　和中解暑。治伏暑吐逆。香薷二兩，人參一兩，白扁豆半兩。為末。每服三錢匕，水煎溫服，不拘時候（《聖濟總錄》）。

5.**蒺藜散**　化濕消瘡。治傷寒後脾胃熱壅，脣口常有瘡。蒺藜子（炒，去角）、白扁豆（炒）各一兩。為末。每服一錢匕，茶點服，不拘時（《聖濟總錄》）。

【食養】

1.**扁豆芡實粥**　益氣補中，化濕運脾。可用於脾虛濕困所致食少納呆，脘腹痞滿，大便溏瀉，舌淡苔膩等症。白扁豆二〇克，芡實二〇克，米五〇克。先將芡實煮熟，去殼，取仁搗碎，將扁豆用水浸泡十二小時，淘淨備用。再取米與處理後的芡實、扁豆一起放入砂鍋中，加清水適量，熬煮至米爛湯稠即得。每日一劑，於空腹一次頓食，可長期食用。

2.**二豆粥**　消暑清熱，益氣除濕。炒白扁豆五〇克，綠豆三〇克，米五〇克。製作時，先將扁豆、綠豆放入砂鍋中，加清水適量，煎煮至二豆開花，再下米，煮至米爛湯稠即得。可用於預防暑濕傷中，或見煩熱口渴，咽乾口苦，脘痞納呆，噁心欲吐，大便失調，小便短黃等症。建議每日一劑，可分餐飲粥，長期飲服為宜。

3.**扁豆香薷湯**　解表祛暑，化濕和中。可用於夏月感冒風寒，內傷濕滯之證尤宜，如今之空調病。白扁豆三〇克，香薷十五克。白扁豆洗淨倒入砂鍋，加清水適量，煎煮至扁豆熟爛，香薷用紗布袋裝好再一起煎煮三～五分鐘即可，棄藥包備飲。但此湯為治療性藥膳，每日一劑，分兩次飲服，連續飲服三～五劑為宜，不可久服。

白果

【別名】　銀杏、靈眼、公孫樹子。

【來源】　秋季成熟時採收銀杏的果實；除去雜質及硬殼為白果仁，再用文火炒至有香氣，為炒白果。品質以江蘇省泰興市出產的為佳。選購時宜砸開查看果仁飽滿、個大，黃色，如碴者質優，砸開後發現長綠黴者不用。

【性味歸經】　性平，味甘、苦、澀，有毒，歸肺、腎經。

【功效主治】　斂肺定喘，止帶縮尿。用於痰多喘咳、帶下白濁、遺尿尿頻。

【用法用量】　內服，五～一〇克，生食有毒。

【禁忌】　不可過量久服，小兒更應注意。過量中毒，可有發熱、吐瀉、昏迷等症狀。

【成分藥理】　種子含少量氰苷、赤黴素和動力精樣物質。含有鈣、磷、鐵、胡蘿蔔素、核黃素，以及多種胺基酸。具有抗菌、祛痰、鬆弛平滑肌；短暫降壓，增加微血管的通透性；清除自由基等作用。

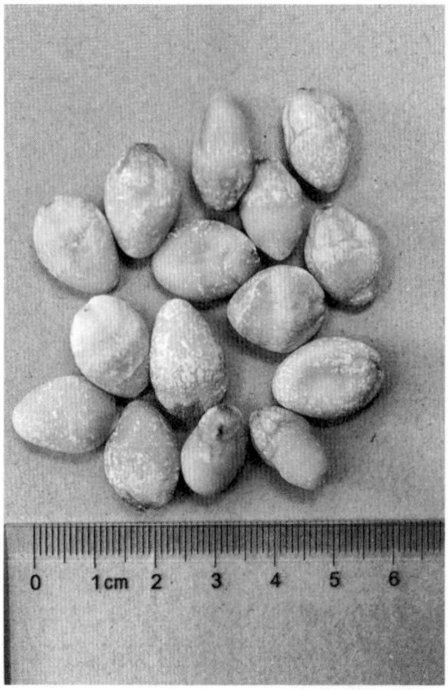

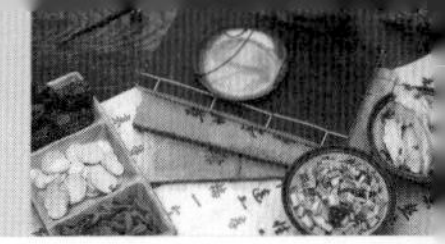

【藥治】

1.**銀杏膏**　斂肺補腎。治久病體虛，咳痰稀薄。陳細茶（略焙為細末）四兩，白果肉（一半去白膜，一半去紅膜，擂爛）四兩，核桃肉（擂）四兩，蜜半斤。上藥入鍋內煉成膏，不拘時候服用（《壽世保元》）。

2.**易黃湯**　利濕熱，補腎虛，止帶下。治婦人黃帶。黃柏、芡實、山藥、車前子、銀杏（《傅青主女科》）。

3.**壓掌散**　補虛，散寒，平喘。治哮喘痰嗽，體虛外感。麻黃四・五克，甘草六克（炙），銀杏四～五個。上藥用水二二〇毫升，煎至一五〇毫升，臨臥時溫服（《攝生眾妙方》）。

【食養】

1.**白果粥**　利濕止帶。可用於婦女白帶量多，體質虛弱等。白果、蓮肉、江米各五錢，為末，用烏骨雞一隻，去腸盛藥煮爛，空心食之（《瀕湖集簡方》）。

2.**椒鹽白果**　斂肺定喘，止帶縮尿。可用於老年咳嗽尿頻，婦女帶下，小兒遺尿等。取帶殼白果和椒鹽一起在鍋內炒炸至熟，去殼食用。即炒即吃，趁熱食之可口清香，冷食則乾苦無味。

3.**白果燉豬小肚**　補腎縮尿。可用於小兒遺尿。白果一〇～二〇克，豬小肚一只。切開豬小肚洗淨，將白果放入豬小肚內，入鍋燉熟即可。每週吃兩次，連吃兩週。

4.**白果蛋**　止帶縮尿。可用於遺精、遺尿、婦女體虛白帶。生白果仁兩枚，雞蛋一個。將雞蛋磕破一小孔，研碎生白果仁後塞入，蛋糕紙封口，豎放入碟，隔水蒸熟。用蒸蛋器蒸煮更便捷。

赤小豆

【別名】 赤豆、紅小豆。

【來源】 本品為豆科植物赤小豆或赤豆的乾燥成熟種子。

【性味歸經】 性平，味甘、酸，歸心、小腸經。

【功效主治】 利水消腫，解毒排膿。用於水腫脹滿，腳氣肢腫，黃疸尿赤，風濕熱痹，癰腫瘡毒，腸癰腹痛。

【用法用量】 內服，九～三〇克。外用適量，研末調敷。

【禁忌】 陰虛而無濕熱者慎服。

【成分藥理】 每一百克含蛋白質二〇・七克、脂肪〇・五克、碳水化合物五十八克、粗纖維四・九克、灰分三・三克、鈣六十七毫克、磷三〇五毫克、鐵五・二毫克、硫胺素〇・三一毫克、核黃素〇・一一毫克、尼克酸二・七毫克。具抑菌、利尿作用。

【藥治】

1. 小豆當歸散　活血消腫。治便後有血。赤小豆

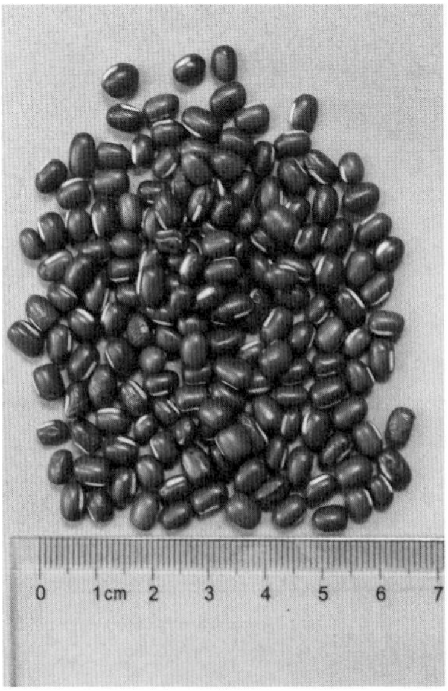

（熬）三升，當歸三兩。為細末。每服方寸匕，日三次（《備急千金要方》）。

2.**三豆飲子**　解毒排膿。治天行痘瘡。剛覺有此證，預服則不發。赤小豆、黑豆、綠豆各一升，甘草半兩。洗淨豆，入甘草，以水煮熟。食豆飲汁，每日空腹任意服之，連服七日。瘡自不發矣（《三因極一病證方論》）。

3.**赤小豆湯**　解毒排膿。治傷寒後腳膝腫滿，氣急，大便祕澀。赤小豆半合，桑根白皮半兩，紫蘇莖葉一兩，檳榔半兩。後三味為末，上藥相合，入生薑一分，水煎分二服，食前溫服（《聖濟總錄》）。

4.**水陸二仙膏**　解毒排膿。治重證大頭瘟，頭面焮腫，破流穢水，狀如爛瓜。鮮荷葉（搗爛）二至三張，鮮菊葉（搗）一握，赤小豆（研細面）一兩。蜜和調塗局部（《醫方經驗彙編》）。

5.**麻黃連軺赤小豆湯**　清熱，利濕，活血。治傷寒瘀熱在裏，身必黃。麻黃二兩（去節），連軺二兩，赤小豆一升，杏仁四十個（去皮、尖），大棗十二枚（擘），生梓白皮（切）一升，生薑二兩（切），甘草二兩（炙）。上八味，以水一斗，先煮麻黃再沸，去上沫，納諸藥，煮取三升，去滓，分溫三服，半日服盡（《傷寒論》）。

【食養】

1.**赤小豆粥**　利水滲濕，可用於體型肥胖，面色虛浮不實者。赤小豆一五〇克，糯米一五〇克，赤砂糖一〇克。每次取赤小豆五〇克，溫水浸泡二～三小時，然後放水五〇毫升左右，先煮赤小豆，將爛時，選用米五〇克（淘淨），放入赤小豆湯內，共煮為稀粥，早晚溫熱頓服。

2.赤小豆鯉魚湯　健脾行水，健脾益腎，利尿消腫。可用於水腫，經前水腫，腎炎水腫，孕婦水腫，乳汁不足等症。赤小豆一〇〇克，鯉魚二五〇克，蒜頭、陳皮、薑片、鹽少許，赤小豆、鯉魚洗淨，同放瓷罐內，加水五〇〇毫升，武火隔水燉爛。每日一劑，七日為一個療程。

3.茯苓赤小豆粥　除濕健脾，利水消腫。可用於肝硬化腹水患者。茯苓十五克，赤小豆五〇克，米一〇〇克。把茯苓打成細粉，洗淨赤小豆，去雜質，用水浸泡兩小時。米淘洗乾淨，放入鍋內，注入清水八〇〇毫升，用武火燒沸，再用文火燉煮四〇分鐘後，加入茯苓粉，再煮一〇分鐘即成。每日一次，每次吃粥一〇〇克。

4.赤小豆烏梅飲　清熱利濕。可用於早洩，屬肝經濕熱型，伴口苦脅痛、小便黃赤、陰囊濕癢者。赤小豆二〇克，竹葉一〇克，烏梅一〇克。赤小豆、竹葉洗淨，置鍋中，加烏梅、清水五〇〇毫升，急火煮三分鐘，改文火煮三〇分鐘，濾渣取汁，分次飲用。

5.魚腥草梔子赤小豆湯　清熱，解毒，排膿。可用於急性鼻竇炎肝經鬱熱型：鼻涕稠黃而臭、鼻腔黏膜紅腫較甚、口苦咽乾、目眩、耳鳴、耳聾、寐少夢多、舌質紅、苔黃、脈弦數。魚腥草三〇克，梔子一〇克，赤小豆五〇克。水煎，加適量紅糖，吃豆飲湯。

淡豆豉

【別名】 豆豉、杜豆豉。

【來源】 本品為豆科植物大豆的成熟種子的發酵加工品方法。炮製時取桑葉、青蒿，置鍋內加水煎湯，過濾，取藥湯與洗淨的黑豆拌勻，湯吸盡後置籠內蒸透，取出，略晾，再置容器內上蓋煎過的桑葉、青蒿渣，悶至發酵生黃衣為度，取出，曬乾即得。每黑豆五〇公斤，用桑葉兩公斤，青蒿三・五公斤。

【性味歸經】 性涼，味苦、辛，歸肺、胃經。

【功效主治】 解表，除煩，宣發鬱熱。用於感冒、寒熱頭痛，煩躁胸悶，虛煩不眠。

【用法用量】 內服，六～十二克。

【禁忌】 《本草經疏》：「凡傷寒傳入陰經與夫直中三陰者，皆不宜用。」

【成分藥理】 種子含蛋白質、脂肪、膽鹼、黃嘌呤、次黃嘌呤、胡蘿蔔素、維生素B_1、維生素B_2、菸鹼酸、天冬醯胺、甘氨酸、苯丙氨酸、亮氨酸、異亮氨酸等。

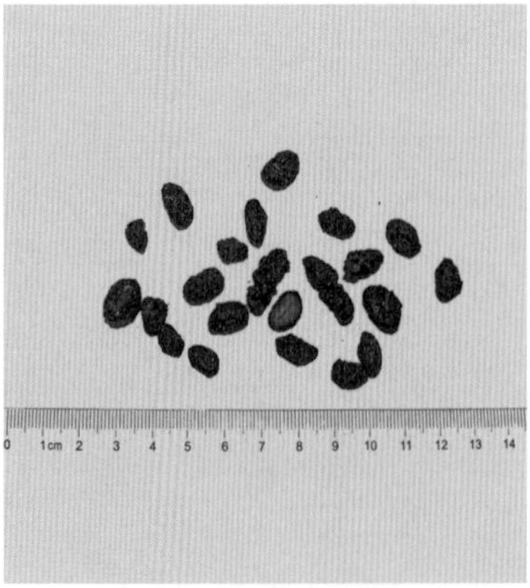

【藥治】

1.梔子豉湯　除煩解熱。治發汗吐下後，虛煩不得眠，心中懊。梔子十四個（擘），香豉四合（綿裹）。上二味，以水四升，先煎梔子，得二升半，納豉，煮取一升半，去滓。分為二服，溫進一服，得吐者止後服（《傷寒論》）。

2.黃連黃芩湯　除煩解熱。治陽明溫病，乾嘔、口苦而渴者。黃連、黃芩、豆豉各二錢，鬱金一錢五分。水煎服（《溫病條辨》）。

3.烏犀丸　宣鬱解毒。治腸毒下血不止。淡豆豉、大蒜（去皮苗）等分，搗勻和丸如梧子大，每服三四十丸，以鹽湯送下。久患血痢亦宜服（《博濟方》）。

4.黃連飲　解熱除煩。治小兒心肺熱吐血。黃連（去鬚）一兩，豆豉二百粒。將黃連銼末。每服半錢匕，與豉二十粒，水煎溫服。每日三次，量兒大小加減（《聖濟總錄》）。

5.橘薑丸　清解魚毒。治食魚中毒。陳皮（去白焙）、生薑（去皮搗）、豆豉各等分。為細末，丸如梧桐子大，每服二十丸，清茶送下（《聖濟總錄》）。

【食養】

1.豆豉煎　除煩散熱，解鬱消脹。治斷奶乳脹：豆豉半斤，水煎，服一小碗，餘下洗乳房（《中草藥新醫療法處方集》）。

2.香豉酒　解鬱除煩。治腳氣沖心。豆豉一升。以酒三升，浸三日，飲酒不拘多少（《聖濟總錄》）。

刀豆

【別名】 挾劍豆、葛豆、刀豆子、大刀豆。

【來源】 本品為豆科植物刀豆的乾燥成熟種子、果殼及根。秋季採收成熟果實，剝取種子，曬乾。

【性味歸經】 性溫，味甘，歸胃、腎經。

【功效主治】 溫中，下氣，止呃。用於虛寒呃逆，嘔吐。

【用法用量】 內服，四・五～九克。

【禁忌】 胃熱盛者慎服（《四川中藥志》）。

【成分藥理】 本品主要含凝集素、氨丙基、氨丁基刀豆四胺、刀豆球蛋白A、刀豆胺酸、羽扇豆醇、沒食子酸等成分，具有脂氧酶啟動作用，有效成分為刀豆毒素。伴刀豆球蛋白（ConA）是一種植物血凝素，有強效促有絲分裂作用，促淋巴細胞轉化反應的作用較好。

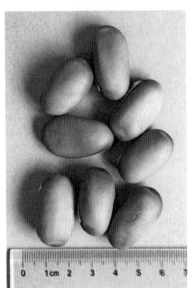

【藥治】

1.刀豆散　溫中下氣。治氣滯呃逆，膈悶不舒。刀豆取老而綻者，每服二三錢，開水下（《醫級》）。

2.刀豆子　溫中下氣。治冷呃，刀豆子，炙存性，酒服三克（《蘭台軌範》）。

3.老刀豆末　溫中驅寒。治鼻竇炎，老刀豆焙乾研末。每次六克，早晚各一次，黃酒沖服（《安徽中草藥》）。

【食養】

1.醬香刀豆　溫中下氣。可用於脾胃虛寒脹滿之人。刀豆、蔥、蒜、甜麵醬、豆瓣醬、辣椒油、花椒油、生抽、糖、鹽。刀豆洗淨掐去兩頭，中間切開分成兩段，炒鍋燒熱放油，放入刀豆轉小火煸炒變色，表皮起皺斷生，轉中火，加少量水燒開，翻炒刀豆變軟熟透出鍋擺盤，炒鍋燒熱放油轉小火，放蔥末，蒜末炒香，放少許甜麵醬、少許豆瓣醬、辣椒油、花椒油、生抽、糖、適量鹽，加少量水，中火收汁，澆在刀豆上即可。

2.醃刀豆　溫中理氣。可用於虛寒腹脹，胃口不開的人群，但不可過量食用。用清水洗淨刀豆，然後切成條狀。往刀豆條中放入適量的鹽、辣椒，用容器裝好，倒入一定量的生抽，將刀豆放置五～七日，待醬料足夠入味即可食用。

榧子

【別名】香榧、榧樹、玉榧、柀子。

【來源】本品為紅豆杉科植物榧的乾燥成熟種子。秋季種子成熟時採收，除去肉質假種皮，洗淨曬乾。挑選方法，一挑個頭。大顆果實生長週期長，富含更多的營養成分；二挑飽滿。飽滿的果實是自然成熟的，口感細嫩、香味更佳；三挑均勻。果實的顏色自然、大小均勻；四挑外殼。殼薄而脆，也特別好剝。

【性味歸經】性平，味甘，歸肺、胃、大腸經。

【功效主治】殺蟲消積，潤燥通便。用於鉤蟲、蛔蟲、絛蟲病，蟲積腹痛、小兒疳積、大便祕結。

【用法用量】內服，九～十五克。

【禁忌】多食滑腸、助火，熱嗽非宜。

【成分藥理】種子含五十四・三％的脂肪油，其不飽和脂肪酸含量高達七十四・九％，有抑制、殺滅鉤蟲的作用。

【藥治】

1. 榧子煎　殺蟲消積，治寸白蟲。榧子四十九枚，用砂糖水煮

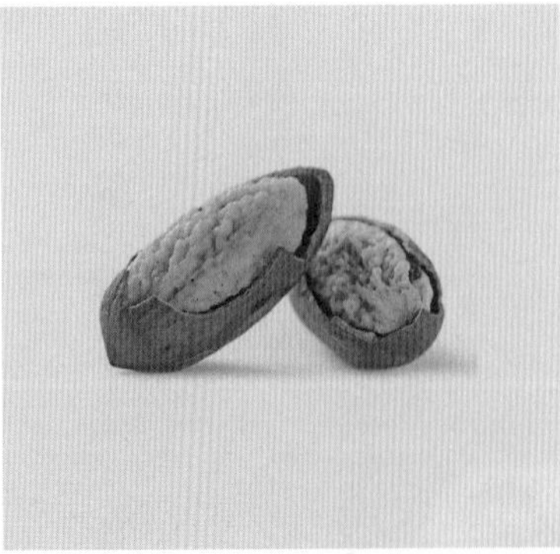

熟，每日七枚，空腹服（《景嶽全書》）。

2.貝母煎　潤燥通便，治肛漏積年不瘥者。貝母、知母、榧子仁各等分，為末，醋煮麵糊，和丸如梧子大。每服十五至二十丸，空腹艾湯下（《雞峰普濟方》）。

【食養】

炒檳榔榧子　殺蟲消積。可用於鉤蟲、蛔蟲、絛蟲、蟯蟲等多種蟲症。同時服用檳榔、榧子適量。以大便一日兩次為度。

覆盆子

【別名】　覆盆、小託盤。

【來源】　本品為薔薇科懸鉤子屬植物華東覆盆子的乾燥果實。夏初果實由綠變綠黃時採收，除去梗、葉，置沸水中略燙或略蒸，取出，乾燥。主產於浙江、福建、湖北等地。挑選時一嘗，以帶有酸味的為宜；二看，表面是否有毛絨，顆粒夠不夠飽滿，有沒有被蟲咬食過的痕跡，以表皮光滑呈紅色為佳。

【性味歸經】　性溫，味甘、酸，歸腎、膀胱經。

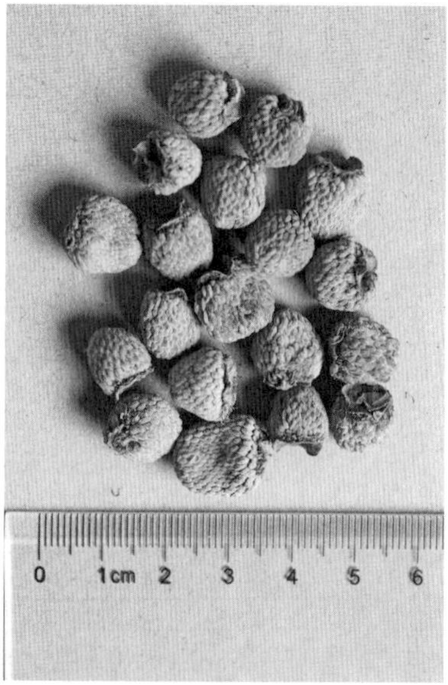

【功效主治】 益腎、固精、縮尿。用於腎虛遺尿、小便頻數、陽痿早洩、遺精滑精。

【用法用量】 內服，六～十二克。

【禁忌】 腎虛有火，小便短澀者慎服。

【成分藥理】 覆盆子含有機酸、糖類及少量維生素C、並沒食子酸、β—穀甾醇、覆盆子酸。覆盆子似有雌激素樣作用；對葡萄球菌、霍亂弧菌有抑制作用。

【藥治】

1.五子衍宗丸　蓋精補髓，疏利腎氣，不問下焦虛實寒熱，服之自能平秘。枸杞子八兩，菟絲子八兩（酒蒸，搗餅），五味子二兩（研碎），覆盆子四兩（酒洗，去目），車前子二兩（揚淨），上藥，俱擇精新者，焙曬乾，共為細末，煉蜜丸，梧桐子大。每服，空心九十丸，上床時五十丸，百沸湯或鹽湯送下，冬月用溫酒送下（《攝生眾妙方》）。

2.覆盆子丸　壯筋益骨、明目、黑鬚髮。治腰酸腿軟、不孕不育、視物模糊等。覆盆子（去萼）一兩，遠志（去心）一兩，杜仲（去皮，炒去絲）一兩，柏子仁（炒香，另搗之）二兩，枸杞子（焙乾）二兩，地膚子（微焙香）一兩，胡桃仁（去皮，另研）二兩。上為細末，將山藥末同白麵酒糊為丸，如梧桐子大。每服四〇～五〇丸，空心溫酒送下（《御藥院方》）。

3.酸棗仁丸　益腎固精。治消渴、口舌乾燥。酸棗仁九〇克，酸安石榴子（乾子）三〇克，葛根、覆盆子各四十五克，烏梅五〇枚，麥冬六〇克，茯苓、天花粉各五〇克，桂心十八克，石蜜六十八克。上十味，為末，蜜丸如酸棗大。頻頻含化，不限晝夜，以口中生津液為度（《聖濟總錄》）。

【食養】

1.覆盆白果煲豬肚　補腎縮尿。可用於小兒夜間尿多、遺尿。豬肚一五〇克，覆盆子一〇克，鮮白果一〇〇克，花椒、鹽一些。豬肚洗淨後切小塊，覆盆子、白果洗淨瀝乾，白果炒熟去殼；將覆盆子、豬肚、白果一起放入砂鍋裡，倒入約五〇〇毫升的清水，旺火煮沸，文火煲至豬肚爛熟，然後加鹽調味即可。

2.覆盆子龍骨湯　補肝益腎，滋陰助陽，填補精髓。可用於陽痿、遺精、尿頻、遺溺、虛勞等症。龍骨二〇〇克，玉米一個，覆盆子一〇克，鹽適量，薑一片。將龍骨洗淨，斬塊焯水，玉米洗淨切段，將薑片及上述材料放入盅內，置蒸鍋中用中火蒸兩小時，最後放入鹽即食。

3.女貞覆盆子酒　補腎益精。可用於女性陰道乾澀性冷淡。女貞子一五〇克，覆盆子十五克，桑椹一五〇克，枸杞子一五〇克，西洋參一五〇克，冰糖一五〇克，米酒一五〇〇毫升。先將上述各藥沖洗乾淨，備用，找一個廣口瓶，倒入米酒，放入藥材密封浸泡三週，將浸泡後的藥酒過濾後裝在瓶子裡放冰箱，每晚服用一小杯。

4.三子核桃肉益發湯　補腎養發。可用於腰酸乏力、頭髮早白。豬肉（瘦）、女貞子、菟絲子、覆盆子（乾）、核桃以及薑、鹽適量。做法：分別洗淨女貞子、覆盆子、菟絲子，核桃去殼略搗碎，瘦肉洗淨原件下鍋，然後將全部材料共置瓦煲，加水八碗，煲至出味，加薑、鹽調味，去渣，即可飲用。

5.盆子益腎明目酒　益肝補腎，聰耳明目。可用於肝腎虛虧、耳聾目暗、腰酸腿困、神疲力衰、面容憔悴等症。覆盆子五〇克，巴戟天、肉蓯蓉、遠志、川牛膝、五味子、川續斷各三十五克，山茱萸三〇克，五〇度白酒一〇〇〇毫升。將前八味搗為粗末，入布袋，置容器中，加入白酒，密封，浸泡七日後開封，加入冷開水一〇〇〇毫升，混勻即可。口服，每次空腹溫服一〇～十五毫升，每日早晚各服一次。

火麻仁

【別名】　大麻仁、火麻、線麻子。

【來源】　本品為桑科植物大麻的乾燥成熟果實。秋季果實成熟時採收，除去雜質，曬乾。

【性味歸經】　性平，味甘，歸脾、胃、大腸經。

【功效主治】　潤腸通便。用於血虛津虧，腸燥便祕。

【用法用量】　內服，九～十五克。

【禁忌】　如服用炒火麻仁六〇～一二〇克，大多在服用後一～二小時內發病，中毒症狀為噁心嘔吐、

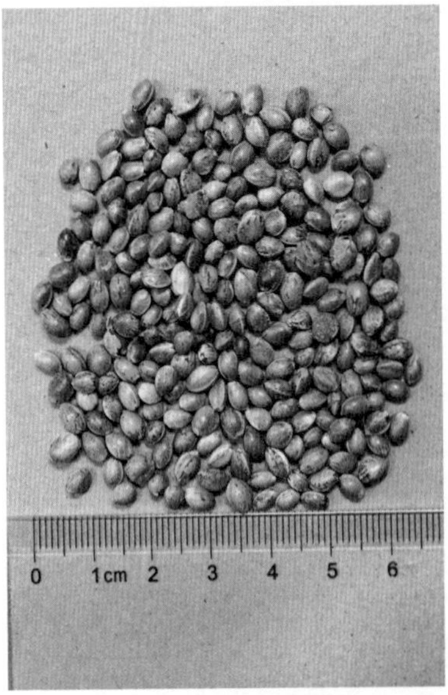

腹瀉、四肢發麻、精神錯亂、瞳孔散大等。

【成分藥理】　種子含糊蘆巴鹼，L－右旋異亮氨酸三甲銨乙內酯。含脂肪油約三〇%，其中亞油酸五十九・七～六十二・九%，亞麻酸十四・七%～十七・四%，油酸八・四%～十四・八%，還含玉蜀黍嘌呤，有降壓、導瀉的作用。

【藥治】

1.麻子仁丸　潤腸瀉熱，行氣通便。治傷寒趺陽脈浮而澀，浮則胃氣強，澀則小便數，浮澀相搏，大便則硬，其脾為約。麻子仁二升，芍藥半斤，枳實半斤（炙），大黃一斤（去皮），厚朴一尺（炙，去皮），杏仁一升（去皮，炙、熬，別作脂）。上六味，蜜和丸，如梧桐子大。飲服十丸，日三服，漸加，以知為度（《傷寒論》）。

2.黃芪湯　補氣，潤腸，通便。治老人大便祕澀。黃芪、陳皮（去白）各半兩。為細末，每服三錢，用大麻仁一合，爛研，以水取漿一盞，於銀、石器內煎，候有乳起，即入白蜜一大匙，再煎令沸，調藥末，空腹服。常服即無秘澀之患（《太平惠民和劑局方》）。

3.麻仁湯　行氣、潤腸、通便。治腳氣沖心、上氣、大小便不利、小腹急痛。大麻仁（微炒）、赤小豆各一斤。水煎，分溫三服，隔二日更一劑（《聖濟總錄》）。

【食養】

1.火麻仁酒　補脾利濕。可用於腳氣病而有腹部脹悶、麻痹者。火麻仁一五〇克，研為細末。用米酒五〇〇毫升浸泡，酌量服（《外台秘要》）。

2.麻子蘇子粥　潤腸通便。可用於產後鬱冒多汗、便祕。紫蘇子、大麻仁各半合，淨洗，研極細，用水再研，取汁一盞，分二次煮粥喂之。此粥不唯產後可服，大抵老人、諸虛人風秘，皆得力（《普濟本事方》）。

黑芝麻

【別名】 胡麻、油麻、巨勝、脂麻。

【來源】 本品為脂麻科（胡麻科）脂麻屬植物脂麻的乾燥成熟種子。秋季果實成熟時採割植株，曬乾，打下種子，除去雜質，再曬乾。

【性味歸經】 性平，味甘，歸肝、腎、大腸經。

【功效主治】 補肝腎，益精血，潤腸燥。用於頭暈眼花，耳鳴耳聾，白髮脫髮，腸燥便祕。

【用法用量】 內服，九～十五克。

【禁忌】 脾虛泄瀉者慎用。

【成分藥理】 黑芝麻種子含脂肪油可達五十五％，油中含油酸（約四十八％）、亞油酸（約三十七％）、棕櫚酸、硬脂酸、花生油酸、廿四烷酸的甘油酯，並含芝麻素、芝麻林素、芝

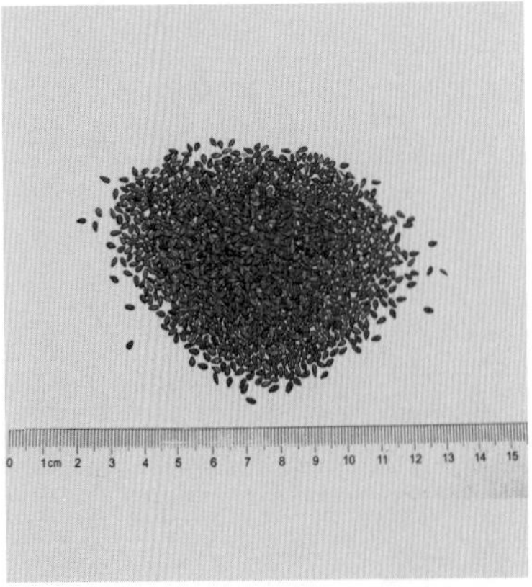

麻酚、維生素E、植物甾醇、卵磷脂等成分，尚含胡麻苷、蛋白質及寡糖類、車前糖、芝麻糖，以及少量磷、鉀及細胞色素C、葉酸、煙酸、蔗糖、聚戊醣和多量的鈣等。有降血糖、促腎上腺、抗炎、致瀉作用。

【藥治】

1. **扶桑丸**　除風濕，潤臟腑。治體力羸弱、久咳眼花、肌膚甲錯、風濕痲痹。桑葉（為末）、白蜜各一斤，黑芝麻四兩（一方桑葉、芝麻各等分）。將芝麻搗碎熬濃汁，和蜜煉，入桑葉末為丸。晨起鹽湯送下，夜晚酒送下（《醫方集解》）。

2. **四靈丸**　滋陰補腎。治腎虛。黑芝麻、乾地黃（焙）、麥冬（去心焙）各一兩，白茯苓（去黑皮）三兩。為細末，以蜜丸如梧桐子大。每服三十丸，煎大棗湯或開水送下，服百日為期（《聖濟總錄》）。

【食養】

1. 芝麻蜜糕　健胃保肝。用於食欲減退、營養不良者。黑芝麻一〇〇克，蜂蜜一五〇克，玉米粉二〇〇克，白麵粉五〇〇克，雞蛋兩個，發粉一・五克。先將黑芝麻炒香研碎，和入玉米粉、蜂蜜、麵粉、蛋液、發粉，加水和成麵團，以三十五℃保溫發酵一・五～兩小時，上屜蒸二〇分鐘即熟。

2. 芝麻核桃粥　滋補肝腎。可用於老年記憶力減退，繼發性腦萎縮，阿茲海默症等。黑芝麻五〇克，核桃仁一〇〇克，一齊搗碎，加適量米和水煮成粥。

3.芝麻木耳茶　涼血止血。可用於血熱便血、痢疾下血。生黑木耳、炒焦黑木耳各三〇克，炒香黑芝麻十五克，共研末，裝瓶備用。每次取五克，沸水沖，代茶飲。

4.芝麻五味葛根露　補腎養心、涼血止血、潤燥生津。用於血熱、津枯、便祕的動脈硬化患者。葛根二五〇克，五味子一二五克，共入鍋內水煎兩次，去渣合汁，同炒香的黑芝麻、蜂蜜各二五〇克，共置瓷盆內，加蓋，隔水蒸兩小時，離火，冷卻，裝瓶。每日三次，每次服一匙。

決明子

【別名】　馬蹄決明、鈍葉決明、假綠豆、草決明。

【來源】　本品為豆科植物決明或小決明的乾燥成熟種子。秋季採收成熟果實，曬乾，打下種子，除去雜質。決明子以顆粒均勻、飽滿、黃褐色者為佳，炒時香氣溢出即可，不要炒糊，以免影響療效。

【性味歸經】　性微寒，味甘、苦、鹹，歸肝、大腸經。

【功效主治】　清熱明目，潤腸通便。用於目赤澀痛、羞明多淚、頭痛眩暈、目暗不明、大便祕結。

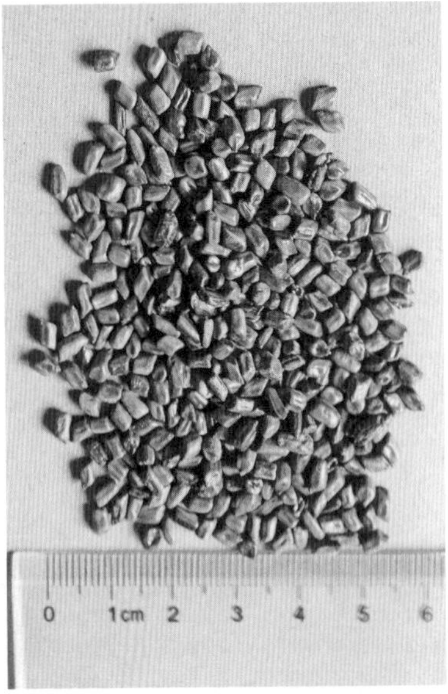

【用法用量】　內服，九～十五克。

【禁忌】　泄瀉和血壓低者慎用。

【成分藥理】　新鮮種子含大黃酚、大黃素、蘆薈大黃素、大黃酸、大黃素葡萄糖苷、大黃素蒽酮、大黃素甲醚、決明素、橙黃決明素，以及新月孢子菌玫瑰色素、決明松、決明內酯，內含維生素A。有降壓、降脂、保肝、抗菌、緩瀉的作用。

【藥治】

1. 決明子散　清肝明目。治視物模糊，眼睛乾澀。決明子一升，蔓荊子一升（用好酒五升，煮酒盡，曝乾）。上藥，搗細羅為散。每服，以溫水調下二錢，食後及臨臥服（《太平聖惠方》）。

2. 秘金散　清肝明目。治小兒久患疳證、眼目羞明、生翳，大人翳膜遮障。黃連、沙參、玄精石、決明子各一兩，為細末。另取羊肝一枚，剖一縫，納藥末半錢於內，以線系定，米泔水煮熟。每個分作三服，淡吃下（《博濟方》）。

3. 密蒙花散　清肝明目。治小兒痘疹入眼，及無辜氣入眼。密蒙花一錢半，青葙子、決明子、車前子各半錢，為細末，和勻。用羊肝一大片，切破納藥，以濕紙裹煨令熟，空腹晨服，量力食之（《太平聖惠方》）。

4. 地膚子丸　清熱、利濕、明目。治雀目，地膚子五兩，決明子一升，為細末，以米飲和丸。每用二十至三十丸，食後以米飲送服（《外台秘要》）。

【食養】

1.杞菊決明子茶　清肝瀉火，養陰明目，降壓調脂。可用於肝火陽亢型腦卒中後遺症，症見肢體麻木癱瘓、頭暈目眩、頭重腳輕、面部烘熱、煩躁易怒、血壓增高、舌質偏紅、苔黃、脈弦。枸杞子一〇克，菊花三克，決明子二〇克。將枸杞子、菊花、決明子同時放入較大的有蓋杯中，用沸水沖泡，加蓋，悶十五分鐘後可開始飲用。一般可沖泡三～五次。

2.菊楂決明茶　清肝瀉火，養陰明目。可用於更年期症候群的肝腎陰虛、肝陽上亢的患者，凡具有頭暈、頭痛者，煩躁易怒，或高血壓所致頭暈目眩，失眠多夢者。菊花一〇克，生山楂片一〇克，決明子五克，方糖二十五克。將菊花、山楂片、決明子、方糖放入保溫杯中，以開水沖泡、蓋緊浸泡半小時，頻頻飲用，每日數次。

3.決明子綠茶　清熱平肝、降脂降壓、潤腸通便、明目益睛。可用於高血壓、高脂血症、大便祕結、視物模糊等。決明子、綠茶各五克。將決明子用小火炒至香氣溢出時取出，候涼。將炒好的決明子、綠茶同放杯中，沖入沸水，浸泡三～五分鐘後即可飲服。隨飲隨續水，直到味淡為止。

萊菔子

【別名】　蘿蔔子。

【來源】　本品為十字花科植物蘿蔔的乾燥成熟種子。夏季果實成熟時採割植株，曬乾，搓出種子，除去雜質，再曬乾。

【性味歸經】　性平，味辛、甘，歸肺、脾、胃經。

【功效主治】　消食除脹，降氣化痰。用於飲食停滯、脘腹脹痛、大便祕結、積滯瀉痢、痰壅喘咳。

【用法用量】　內服，四・五～九克。

【禁忌】　氣虛者慎服。

【成分藥理】　種子含脂肪油、揮發油。揮發油內有甲硫醇等。脂肪油中含多量芥酸、亞油酸、亞麻酸以及芥子酸甘油酯等。尚含有抗菌物質稱萊菔素，有抗菌作用。

【藥治】

1.三子養親湯　降氣消食，溫化痰飲。治咳嗽喘逆、痰多胸痞、食少難消、舌苔白膩、脈滑者。紫蘇子、白芥子、萊菔子各洗淨微炒，每服不過三錢，絹裹，水微煎，代茶飲。氣喘咳嗽以紫蘇子為主，痰多以白芥子為主，食痞兼痰以萊菔子為主（《韓氏醫通》）。

2.枳實散　降氣消食。治食積腹脹，按之實痛，或一條杠起，或見壘壘小塊，或痛而欲利，利後稍減。枳實、萊菔子、麥芽、山楂肉，為細末服下（《症因脈治》）。

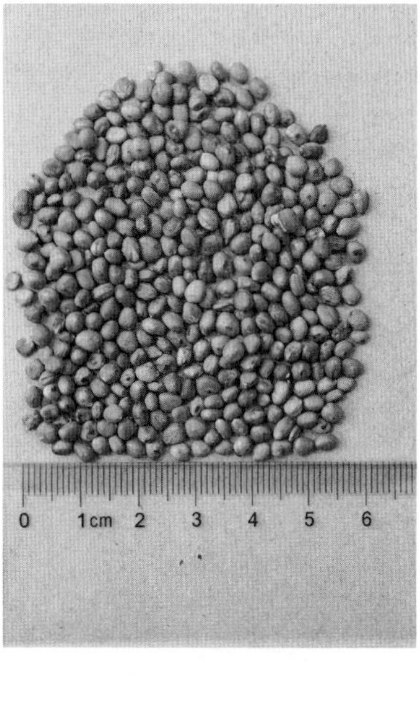

3.保和丸　消食、導滯、和胃。治食積停滯、脘腹脹滿、噯腐吞酸、不欲飲食。山楂六兩，神麴二兩，半夏、茯苓各三兩，陳皮、連翹、萊菔子各一兩。上為末，炊餅為丸，如梧桐子大，每服七、八十丸，食遠白湯下（《丹溪心法》）。

【食養】

1.三味化濕飲　理氣健脾，祛濕化痰，可用於治療痰濕。萊菔子、陳皮、生薑各五克。沸水加蓋浸泡一〇分鐘。

2.萊菔子順氣方　健脾理氣。可用於脾虛氣滯腹脹之人。萊菔子十五克，炒麥芽十五克，神麴一〇克。煎水服用，每日一劑。

蓮子

【別名】 藕實、蓮實、澤芝、蓮蓬子。

【來源】 為睡蓮科蓮屬植物蓮的成熟種子。秋季果實成熟時採割蓮房，取出果實，除去果皮，乾燥。呈平橢圓形，中心有凹槽。外表紅棕色或棕黃色，肉白色，無臭，味甘，微澀。蓮子在中國大部分地區均有出產，以江西贛州、福建建寧產者為佳。每年從大

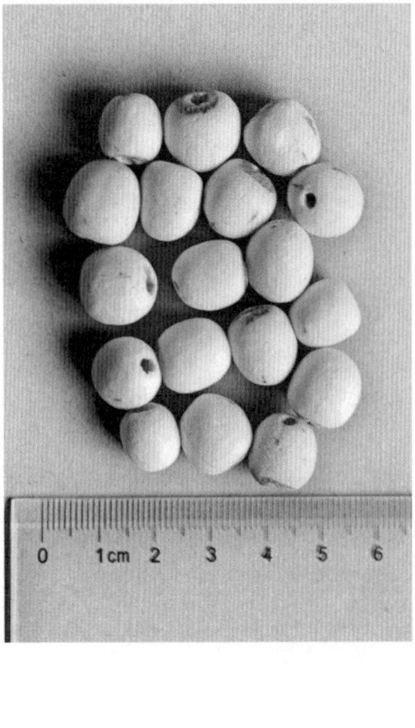

暑開始到立冬為止，蓮子陸續成熟，大暑前後採收的稱為伏蓮，也稱夏蓮，養分足、顆粒飽滿肉厚質佳；立秋以後採收的為秋蓮，顆粒細長膨脹性略差。以粒大、飽滿、色白、不破碎、乾燥潔淨者為佳。

【性味歸經】　性平，味甘、澀，歸脾、腎、心經。

【功效主治】　補脾止瀉，益腎澀精，養心安神。用於脾虛久瀉、遺精帶下、心悸失眠。

【用法用量】　內服，六～十五克。

【禁忌】　中滿痞脹、大便祕結者慎服。

【成分藥理】　蓮子中所含的化學成分主要包括生物鹼、黃酮、有機酸、甾醇、揮發油及各種微量元素。含有豐富的蛋白質、脂肪和碳水化合物以及豐富的鈣、磷、鐵等礦物質。所含氧化黃心樹寧鹼有抑制鼻咽癌作用；蓮子中的非結晶形生物鹼N－9有降壓作用；蓮子多酚能有效清除自由基。蓮子鹼有平抑性慾的作用，青年人多夢、遺精頻繁或滑精者，服食蓮子有良好的止遺澀精作用。

【藥治】

1. **蓮子百合麥冬湯**　清心寧神。治病後餘熱未盡，心陰不足，出現心煩口乾、心悸不眠等。蓮子十五克（帶心），百合三〇克，麥冬十二克，加水煎服（《中老年保健》二〇一三年第七期）。

2. **補脾益胃散**　滋養補益，健運脾胃。治脾虛少食、腹瀉、小兒疳積消瘦；肺結核患者肺脾兩虛、咳嗽少氣等。蓮子肉、芡實、扁豆、薏苡仁、山藥、白朮、茯苓各一二〇克，黨參六〇克，共炒研末。臨用時可加適量白糖。每次用十五～三〇克，以溫開水沖調服（《方脈正宗》）。

【食養】

1.蓮肉糕　補益脾胃。可用於脾胃虛弱、飲食不化、大便稀溏等。蓮子肉、糯米或米各二〇〇克，炒香；茯苓一〇〇克，去皮。共研為細末，白糖適量，一同拌勻，加水使之成泥狀，蒸熟，待冷後壓平切塊即成（《士材三書》）。

2.蓮子紅棗桂圓羹　補益心脾。可用於心脾兩虛之神疲乏力、心悸怔忡、頭暈失眠等症。還可作為婦女日常保健食品。取蓮子三〇克，紅棗、桂圓肉各二〇克，冰糖適量。蓮子去心，紅棗核，一同放入砂鍋內，加清水文火燉至蓮子酥爛，下冰糖調味即可。

3.蓮子酒　補脾止瀉，益腎澀精。可用於心悸、失眠、脾虛泄瀉、腎虛遺精、腰痛、帶下等。取蓮子一〇〇克，白酒一〇〇〇毫升。將蓮子去心洗淨，置容器中，加入白酒，密封，每日振搖一次，浸泡十五日即可飲用。

4.蓮子苡芡豬肚湯　補益脾胃。可用於虛損體傷、脾胃虛弱之人。孕婦慎用。取蓮子、薏苡仁、芡實各十五克，豬肚一五〇克，瘦豬肉五〇克，生薑片三片。洗淨豬肚，切成條狀，洗淨瘦豬肉切成中塊，其他三味用熱水浸透。所有用料置於燉鍋，加入八〇〇毫升沸水，燉鍋加蓋，隔水燉煮。水燒開後，用小火燉二・五～三小時，加入鹽、味精調味，喝湯吃肉。

麥芽

【別名】 麥蘖、大麥毛、大麥芽。

【來源】 為禾本科大麥屬植物大麥的發芽穎果。成熟大麥果實經發芽乾燥而成。水浸透大麥，撈出置筐內，蓋蒲包，常灑水，待芽長達三～五公釐時，取出曬乾即成。胚乳大，乳白色，粉質。以色黃粒大、飽滿、芽完整者為佳。

【性味歸經】 性平，味微甘，歸脾、胃、肝經。

【功效主治】 行氣消食、健脾開胃、退乳消脹。用於食積不消、脘腹脹痛、脾虛食少、乳汁鬱積、乳房脹痛、婦女斷乳。生麥芽能健脾和胃，疏肝行氣，用於脾虛食少、乳汁鬱積。炒麥芽能行氣消食、回乳，用於食積不消、婦女斷乳。焦麥芽能消食化滯，用於食積不消、脘腹脹痛。

【用法用量】 內服，一〇～十五克；回乳炒用六〇克。

【禁忌】 孕婦、無積滯者慎服，婦女哺乳期禁用。

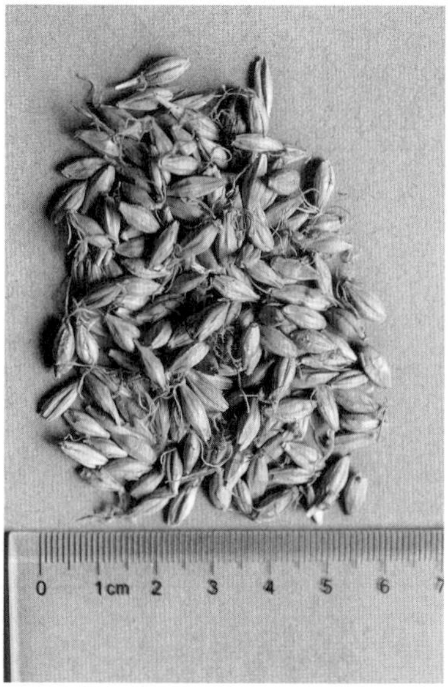

【成分藥理】 麥芽中含澱粉酶、轉化糖酶、維生素B、脂肪、磷脂、糊精、麥芽糖、葡糖等。具有助消化、降血糖、抗真菌、抑制催乳素釋放、去極化鬆弛肌肉作用。

【藥治】

1. **消谷丸**　溫中健脾。治脾虛不能消化水穀、胸膈痞悶、腹脅膨脹、日久不癒、食減嗜臥、口無味者。神麴一八〇克，炒烏梅肉、炮薑各三〇克，麥芽九〇克，研為細末，蜜丸。每次用米飲下五〇丸，每日三次（《雜病源流犀燭》）。

2. **化積散**　消食滯、化痞積。治小兒宿食不化、積滯痞塊、面色萎黃、不思飲食、腹大膨脹。炒山楂、炒麥芽、炒神曲、炒檳榔、炒雞內金、炒牽牛子各五〇〇克，研末，每服三克，加糖少許，溫開水沖服，每日兩次（《北京市中藥成方選集》）。

3. **回乳四物湯**　回乳消脹。治產婦無兒食乳所致乳房腫脹、堅硬疼痛難忍。川芎、當歸、白芍、熟地各六克，炒麥芽六〇克，水四〇〇毫升，煎至三二〇毫升，空腹時服（《外科正宗》）。

【食養】

1. **麥芽回乳湯**　回乳消脹。可用於乳房脹痛、乳汁難回。取大麥芽一〇〇克，洗淨，入鍋，加水，大火煮沸，改用小火煮三〇分鐘，取汁，每日早、晚分飲。

2. **麥芽山楂飲**　行氣消食，健脾開胃。可用於傷食（乳）泄瀉、厭食、腹脹等症，可改善小孩的消化不良及食慾不振。取炒山楂一〇克、炒麥芽一〇克、水六〇〇毫升，共煎十五分鐘，取汁，加入適量紅糖調味即可。

3.麥芽谷芽牛肚湯　行氣消食，健脾開胃。可用於消化功能不良、飲食積滯。穀芽、麥芽、懷山藥各五〇克，陳皮一〇克，八角五克，紅棗六個，生薑三片，牛肚一個。洗淨各藥材及去核的紅棗，稍浸泡，陳皮浸泡後去瓤洗淨，牛肚洗淨稍滾五分鐘，撈起用刀刮去黑衣洗淨切片，一起與生薑放進瓦煲內，加入清水三〇〇〇毫升，煲沸後改小火煲約三小時，調入適量食鹽即可。

胖大海

【別名】　安南子、大洞果、胡大海、大海子。

【來源】　為梧桐科苹婆屬植物膨大海的種子。呈橢圓形，外皮棕色或暗棕色，微有光澤及不規則的細皺紋。無臭，味微甘，久嚼有黏性。主要產自泰國、馬來西亞、越南等地，中國海南等地有引種，以產於馬來半島之「新州子」最佳。進口膨大海規格有三種，新州子產於馬來半島，種子為橢圓形，顆粒大，體質堅實，種臍歪斜，外皮皺紋細密，色褐黃或褐黑，品質較好。遇羅子產於泰國，種子為球形，略小，體質較松，其皺紋較粗而疏，色褐黃稍黑，品質較次。安南子產於越南，種子多數為卵月形或近球

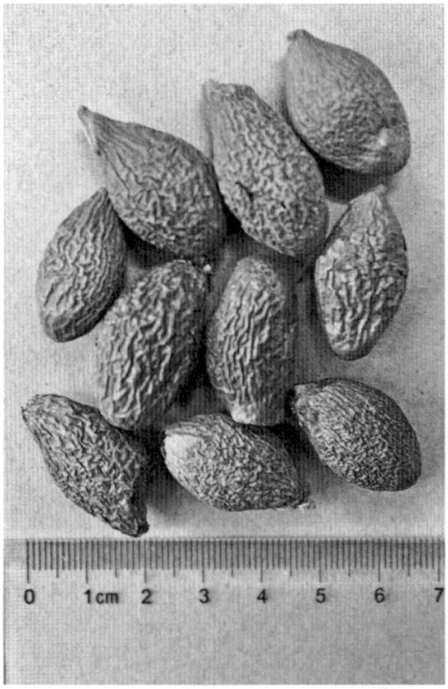

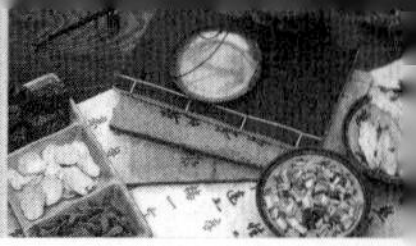

形，粒小，外皮皺紋粗而疏，色黑褐，體質松而易碎，故多缺口，品質更次。以個大、外皮細、淡黃棕色，有細皺紋及光澤、無破皮者為佳。

【性味歸經】 性寒，味甘，歸肺、大腸經。

【功效主治】 清熱潤肺，利咽解毒，潤腸通便。用於肺熱聲啞、乾咳無痰、咽喉乾痛、熱結便閉、頭痛目赤。

【用法用量】 內服，三～五枚（大劑量一〇枚）；入散劑用量減半。

【禁忌】 脾虛寒瀉、糖尿病及低血壓患者慎服。

【成分藥理】 膨大海中含膨大海素、西黃芪膠黏素、聚戊醣，二十一種脂肪酸和五種非脂肪酸，以及銅、鎂、鈣、鐵等微量元素，具有抗病毒、緩瀉、降壓、利尿、收縮血管、改善黏膜炎症、減輕痙攣性疼痛的作用。

【藥治】

1.二子二石湯　除痰化瘀，消腫散結。治血瘀痰聚、聲音嘶啞、痰濁凝聚，見聲帶息肉。生月石一克、海浮石六克、膨大海一〇克、訶子六克，水煎服，每日兩次（《李淑良耳鼻喉科臨證經驗集》）。

2.青果膏　清咽止渴。治咽喉腫痛、失音聲啞、口燥舌乾。鮮青果五公斤、膨大海一二〇克、錦燈籠六〇克、山豆根三〇克、天花粉一二〇克、麥冬一二〇克、訶子肉一二〇克，切碎後水煎三次，分次過濾後去滓，濾液合併，用文火熬煎濃縮至膏狀，以不滲紙為度，每三〇克膏汁兌蜜三〇克。每服九～十五克，每日兩次，溫開水調化送下（《全國中藥成藥處方集》）。

3.犀角清咽飲　清熱解表利咽。傷寒頭痛、身熱惡寒、複覺咽喉作痛者。真犀角九克、桔梗九克、梔子十二克、膨大海三個、黃連六克、山豆根九克、皂角刺九克、薄荷六克、桂枝九克、麻黃九克、木通九克、甘草六克，茶葉為引，水煎服（《醫學探驪集》）。

【食養】

1.膨大海茶　清熱潤腸，通利大便。可用於腸道燥熱、大便祕結。膨大海四個，蜂蜜適量。沸水浸泡飲。糖尿病患者不加蜂蜜。

2.膨大海貓爪草燉鷓鴣　利咽清音，補腦健胃。可用於咽炎、瘰鬁、甲狀腺功能亢進等。膨大海一個、貓爪草二〇克、鷓鴣兩只、豬瘦肉一五〇克、蜜棗三個、生薑三片。各物分別洗淨，貓爪草稍浸泡，蜜棗去核，鷓鴣宰淨，置沸水中稍滾沸，洗淨，一起與生薑放進瓦煲內，加入冷開水一二五〇毫升，加蓋隔水燉三小時便可，服時下鹽。

3.利咽飲　生津、清咽、潤肺。可用於慢性咽炎、咽痛、咽乾癢等。膨大海一枚，麥冬五粒，金蓮花三朵，生甘草一片，沸水沖泡代茶飲。

芡實

【別名】　雞頭米、水流黃、蘇黃、黃實、雞咀蓮。

【來源】為睡蓮科芡屬植物芡的種仁。秋末冬初採收成熟果實，除去果皮，取出種子，洗淨，再除去硬殼（外種皮），曬乾。有南芡、北芡之分。南芡主要產於湖南、廣東、皖南以及蘇南一帶地區。北芡主產於山東、皖北及蘇北一帶，質地略次於南芡。北芡實，以微山湖出產的芡實最好，南芡實以蘇州產為佳。要選擇身乾、無蟲蛀、飽滿均勻、少碎屑、粉性足、無雜質的。色澤白，粒上殘留的種皮為淡紅色的質好；色澤暗，粒上殘留的種皮為褐紅色的質次。齒咬後易碎的為身乾；不易碎、有韌性的為身潮。

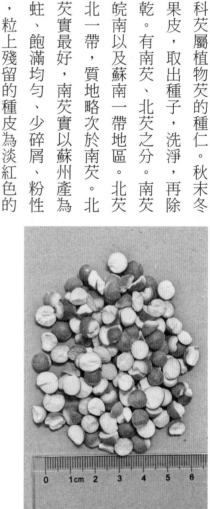

【性味歸經】性平，味甘、澀，歸脾、腎經。

【功效主治】益腎固精、健脾止瀉、除濕止帶。用於夢遺滑精、遺尿尿頻、脾虛久瀉、白濁、帶下。

【用法用量】內服，十五～三○克，亦可適量煮粥食。

【禁忌】食滯不化、大小便不利者慎服。

【成分藥理】芡實中富含澱粉、蛋白質、胡蘿蔔素、維生素B_1、維生素B_2、維生素C、維生素E等礦物元素，化學成分主要是甾醇類、黃酮類、環肽類、腦苷脂類及不飽和脂肪酸等。具有抗氧化、抗心肌缺血、抗疲勞、抗癌、降血糖以及延緩衰老、改善記憶功能的作用。

【藥治】

1.芡實合劑　補腎填精，健脾益氣，肅肺利尿。治慢性腎炎、脾腎俱虛型蛋白尿。芡實三〇克、白朮十二克、茯苓十二克、懷山藥十五克、菟絲子二十四克、金櫻子二十四克、黃精二十四克、百合十八克、枇杷葉九克、黨參九克，用水九〇〇毫升，煎成三〇〇毫升，每日一劑，分兩次服（《岳美中醫案集》）。

2.金鎖固精丸　固腎澀精。治腎虛不固、遺精滑泄、神疲乏力、四肢酸軟、腰痛耳鳴。炒沙苑子、芡實（蒸）、蓮鬚各六〇克，煅龍骨、煅牡蠣各三〇克，為細末，蓮子粉糊為丸，鹽湯送下，一次十五丸，每日三次（《醫方集解》）。

3.易黃湯　固腎止帶，清熱祛濕。治療子宮頸炎、陰道炎等屬腎虛濕熱下注者，帶下黏稠量多，色黃如濃茶汁，其氣腥穢，舌紅，苔黃膩者。炒山藥、炒芡實各三〇克，鹽水炒黃柏六克，酒炒車前子三克，白果十二克。水煎服，每日兩次（《傅青主女科》）。

【食養】

1.芡實茯苓粥　補腎填精，健脾益氣。可用於精液異常者。芡實十五克、茯苓一〇克、米適量，搗碎芡實、茯苓，加水適量，煎至軟爛時，再加入淘淨的米，繼續煮爛成粥即可食用。

2.芡實核桃粥　益氣、溫腎、止帶。可用於脾腎氣虛、精氣不固而引起的遺精、滑泄、腰酸無力等。芡實粉三〇克，核桃肉十五克，紅棗七枚。打碎核桃肉，紅棗去核，芡實粉用涼開水打成糊狀，放入滾開水中攪拌，再入核桃肉、紅棗，煮成粥，加糖食用，每日一次，可作點心，隔日服用，連服半個月。

3.芡實糯米雞　健脾補腎，除濕止帶。可用於腎氣不足引起的疲勞、帶下病等。芡實五〇克，蓮子五〇克，烏骨雞一隻（約五〇〇克），糯米一〇〇克。洗淨烏骨雞，將蓮子、芡實、糯米放入雞腹中，用線縫口，放在砂鍋內，加水適量，用文火燉爛熟，調味即可，分次酌量食用，每週一次，連服四週。

4.薏仁芡實酒　健脾利濕止瀉。可用於脾虛腹瀉、肌肉酸重、關節疼痛、水腫等。薏苡仁五〇克，芡實五〇克，白酒五〇〇毫升。將薏苡仁、芡實放入酒瓶，蓋嚴密，隔兩日攪拌一次，浸泡十五日即成。每日兩次，每次飲一〇～十五毫升。

肉豆蔻

【別名】豆蔻、肉果、頂頭肉。

【來源】為肉豆蔻科肉豆蔻屬植物肉豆蔻的種仁。呈卵圓形或橢圓形，表面灰褐色或淡褐色，顯粗糙，滿布網脈狀溝紋。一端有稍凸起的腫臍，另一端有微凹入的合點，兩者之間有一條脊溝。質堅硬，不

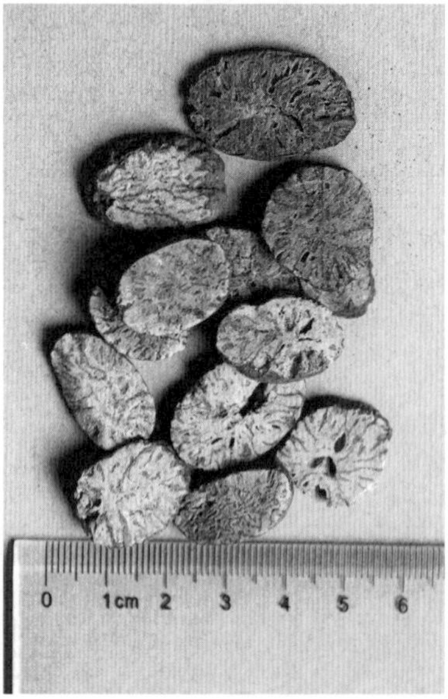

易碎，破開後斷面有淡棕色與棕色交錯的斑紋，形成大理石樣紋理。富油性、氣香烈，久嚼則溶化。主產於印尼、馬來西亞等地，中國廣東、雲南等地有栽培。以個大、飽滿、堅實、體重、無蟲蛀、油性大、香氣濃者為佳。

【性味歸經】 性溫，味辛，有小毒，歸脾、胃、大腸經。

【功效主治】 溫中行氣，澀腸止瀉。用於脾胃虛寒、久瀉不止、脘腹脹痛、食少嘔吐。

【用法用量】 內服，三～六克。

【禁忌】 濕熱瀉痢及陰虛火旺者慎服。用量不宜過大。

【成分藥理】 肉豆蔻中含有澱粉、蛋白質及少量的蔗糖、多聚木糖、聚戊醣、色素、果膠及一種皂苷，其化學成分主要含脂肪油、揮發油和肉豆蔻醚等。具有鎮靜、催眠、抗菌、麻醉作用，可降低谷丙轉氨酶，少劑量能促進胃液分泌和刺激胃腸蠕動，大劑量則會抑制。

【藥治】

1. 四神丸　溫補脾腎，澀腸止瀉。治脾腎虛寒之五更瀉泄、不思飲食，或久瀉不癒、腹痛腰酸肢冷、神疲乏力等。肉豆蔻六克，補骨脂、五味子各十二克，吳茱萸六克，研末，生薑十二克，紅棗五〇枚，用水一碗，煮薑、棗，水乾，取棗肉，丸桐子大，每服六～九克，空心食前服（《證治準繩》）。

2. 肉豆蔻丸　溫陽止帶。治婦人帶下、腹內冷痛。肉豆蔻三〇克（去殼）、附子六〇克（炮裂、去皮、臍）、白石脂六〇克。上藥搗羅為末，煉蜜和丸，如梧桐子大，每於食前以熱酒下

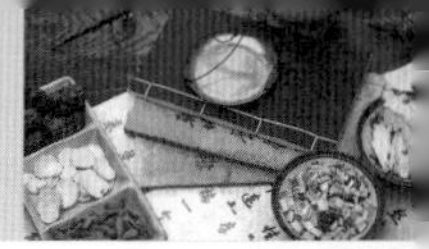

三〇丸（《太平聖惠方》）。

3.**疏肝丸**　疏肝和胃，理氣止痛。治肝氣鬱滯、兩脅刺痛、飲食無味、消化不良、嘔吐酸水、嘈雜、周身竄痛等。川楝子一五〇克、醋延胡索一〇〇克、白芍（酒炒）一二〇克、片薑黃一〇〇克、木香八〇克、沉香一〇〇克、豆蔻仁六〇克、砂仁八〇克、薑厚朴六〇克、陳皮八〇克、枳殼（炒）一〇〇克、茯苓一〇〇克、朱砂二十七克。朱砂水飛成極細粉，其餘粉碎成細粉過篩，混勻。每一〇〇克粉末用煉蜜六十五～八十五克加適量的水泛丸，乾燥，製成水蜜丸。每丸八克，每次一丸，每日兩次（《全國中藥成藥處方集》）。

【食養】

1.**豆蔻蛋**　溫腎暖脾，固腸止瀉。可用於黎明之前臍腹作痛、腸鳴即瀉、瀉下完穀、瀉後則安等證。雞蛋三顆，補骨脂三〇克，肉豆蔻十五克。先將雞蛋用清水煮一沸，撈出打破外殼，與補骨脂、肉豆蔻同煮十五分鐘即可。每日一劑，趁熱吃完雞蛋。

2.**烤五香鵝**　溫補脾腎，固澀止瀉。可用於脾胃虛弱型腸功能紊亂症。肥鵝肉七五〇克、乾薑六克、吳茱萸三克、肉豆蔻三克、肉桂二克、丁香一克。鵝肉切塊，把乾薑、吳茱萸、肉豆蔻、肉桂、丁香共研細面後與鵝肉和勻，加適量醬油、黃酒、糖、鹽、味精，醃漬兩～三小時。將浸好的鵝塊放入烤箱內，文火烤十五分鐘左右，翻面再烤十五分鐘，熟後即可食用。

3.**豆蔻草果烏雞湯**　健脾利濕。可用於脾虛泄瀉。烏雞一隻，肉豆蔻三〇克，草果二枚，鹽、清水各適量。將烏雞放入開水煮五分鐘，取出洗淨。洗淨肉豆蔻、草果，全部研成細末，納入雞肚內。將雞放入燉盅內，加入適量開水，蓋上蓋，隔水燉三小時，下鹽調味即可，每週兩劑。

酸棗仁

【別名】　棗仁、山棗仁、酸棗核。

【來源】　為鼠李科棗屬植物酸棗的種子。秋末冬初採收成熟果實，除去果肉及核殼，收集種子，曬乾。主產於河北、陝西、遼寧、河南等地，以河北邢臺、陝西秦嶺為佳。種仁黃白色，無雜質、核殼、蟲蛀者為佳，反之，粒小或空癟、皮色發黑或棕黃、含核殼多者為次。以粒大、飽滿、外皮紫紅色、乾燥、無雜質者為佳。

【性味歸經】　性平，味甘、酸，歸心、肝、膽經。

【功效主治】　補肝，寧心，斂汗，生津。用於虛煩不眠、驚悸多夢、體虛多汗、津傷口渴。

【用法用量】　內服，煎湯，六~十五克；研末，三~六克；或入丸、散。

【禁忌】　內有實邪鬱火及腎虛滑泄夢遺者慎服。

【成分藥理】　酸棗仁中含多量脂肪油和蛋白質，

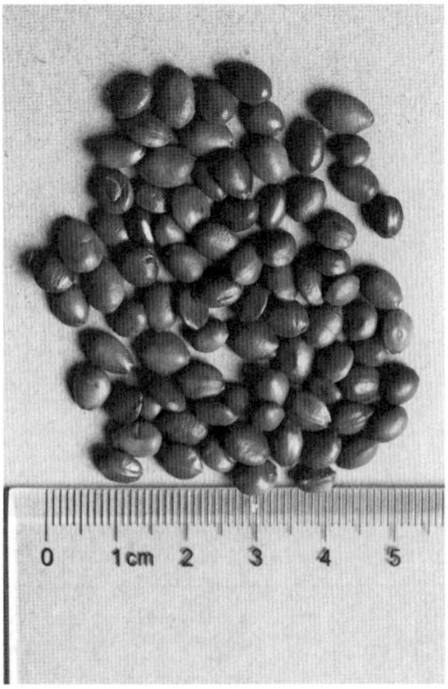

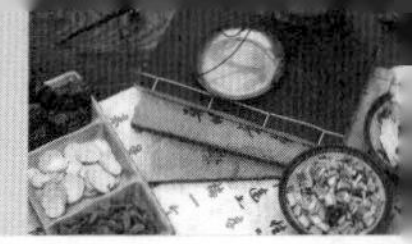

並含甾醇、三萜類、酸棗仁皂苷、維生素C等。具有鎮靜、催眠、鎮痛、抗驚厥、抗氧化、抗缺氧、抗腫瘤作用；有一定的降壓作用；對子宮有興奮作用。

【藥治】

1. 酸棗仁湯　養血安神，清熱除煩。治神經衰弱、神經症、更年期症候群等，屬肝血不足，心神不安者。酸棗仁十五克、甘草六克、知母六克、茯苓十二克、川芎六克。取一二〇〇毫升水，煮取六〇〇毫升，分三次溫服（《金匱要略》）。

2. 酸棗蔘苓飲　益氣斂汗。治小兒盜汗。人參、茯苓、酸棗仁各等分，研末，每服六克，米飲調下（《幼科證治大全》）。

3. 歸脾湯　益氣補血，健脾養心。治胃及十二指腸潰瘍出血、功能性子宮出血、神經衰弱、心臟病等屬於心脾氣血兩虛及脾不統血者。白朮、當歸、白茯苓、炒黃芪、龍眼肉、遠志、炒酸棗仁、人參各三克，木香一・五克，炙甘草一克，加生薑、大棗，水煎服（《正體類要》）。

【食養】

1. 酸棗仁粥　寧心安神。可用於心悸、失眠、多夢、心煩。酸棗仁末十五克、米一〇〇克，先以白米煮粥，臨熟，下酸棗仁末再煮，空腹食用。

2. 酸棗仁煎　寧心安神。可用於神經衰弱。酸棗仁三〇克，搗碎，放進紗布袋中，再將紗布袋放進二〇〇毫升的清水中濃煎至三〇毫升，每夜睡覺前半小時服用，十日為一個療程。

3. 棗仁煮泥鰍　補肝益腎，可用於陽痿。泥鰍五〇克、酸棗仁五〇克。泥鰍洗淨切段，酸棗仁洗淨，同置鍋中，加清水五〇〇毫升，加薑、蔥、鹽、黃酒，急火煮開三分鐘，去浮沫，改文火煮十五分鐘，分次食用。

杏仁

【別名】 杏核仁、杏子、木落子、苦杏仁、杏梅仁、杏、甜梅。

【來源】 為薔薇科杏屬植物杏、野杏、山杏、東北杏的種子。夏季果實成熟時採摘，除去果肉及核殼，取種仁，晾乾。藥用為杏或山杏等味苦的乾燥種子。杏仁有苦甜之分，栽培杏所產者甜的較多，野生的一般均為苦。以內蒙古東部為道地。選購時可採用以下方法挑選：①望色澤。種皮顏色淡黃棕色，肉質飽滿，有光澤、不發油者為佳。②望形。形狀多為雞心形、扁圓形的，頂端尖、基部圓。③看質地。捏的時候感覺仁尖有扎手之感，用牙咬鬆脆有聲比較乾燥；果仁上有小洞的是蟲蛀粒，有白花斑的為黴點，不能食用。

【性味歸經】 性微溫，味苦，有小毒，歸肺、大腸經。

【功效主治】 降氣止咳平喘，潤腸通便。用於

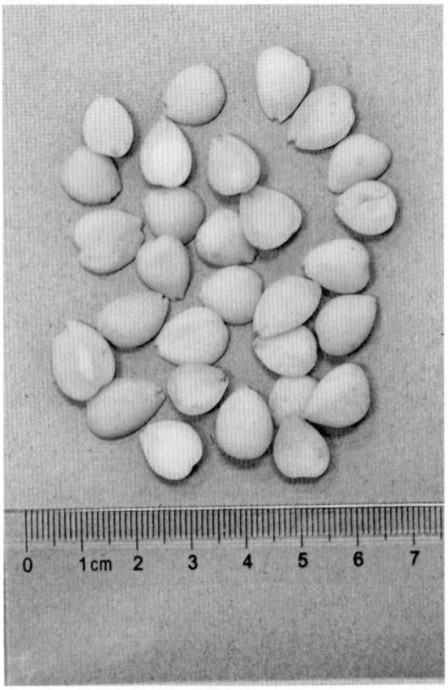

咳嗽氣喘，胸滿痰多，血虛津枯，腸燥便祕。

【用法用量】 內服，四．五～九克。

【禁忌】 不宜過量，以免中毒。中毒可見昏迷、驚厥、嘔吐、呼吸障礙、瞳孔散大、對光反應消失等嚴重症狀。

【成分藥理】 杏仁含苦杏仁苷、脂肪油（杏仁油）、蛋白質和各種游離胺基酸，苦杏仁苷可分解生成苯甲醛和氫氰酸。具有抑菌、抗癌、鎮痛等作用。

【藥治】

1. 杏仁丸　降逆止咳。治咳逆上氣。杏仁三升，熟搗如膏，蜜一升，為三分，以一分內杏仁搗，令強，更內一分搗之如膏，又內一分搗熟止。先食已含咽之，多少自在，日三。每服不得過半方寸匕，則痢（《千金方》）。

2. 杏仁煎　溫肺平喘止嗽。治久患肺喘，咳嗽不止，睡臥不得者。杏仁（去皮尖，微炒）半兩，胡桃肉（去皮）半兩。上件入生蜜少許，同研令極細，每一兩作一十丸。每服一丸，生薑湯嚼下，食後臨臥（《楊氏家藏方》）。

3. 雙仁丸　降氣平喘。治上氣喘急。桃仁、杏仁（並去雙仁、皮尖，炒）各半兩。上二味，細研，水調生麵粉少許，和丸如梧桐子大。每服十丸，生薑、蜜湯下，微利為度（《聖濟總錄》）。

【食養】

1.杏仁糊　宣肺化痰，潤腸。可用於中老年咳嗽、便祕者。杏仁去皮尖，研成粉狀入鍋，加水適量煮熬一〇分鐘左右，再將麵粉用涼水調成糊狀，倒入鍋內，煮開即可。

2.杏仁豆腐　止咳定喘，溫腸通便。可用於體虛乏力，便祕者。甜杏仁四十五克，苦杏仁五克，用清水浸泡多次，然後磨成漿，在裡面加約五克糖熬煮沸騰，再放一點洋粉或泡軟的瓊脂融化幫助凝固，晾涼冰鎮即可，吃時還可以再澆點冰糖水。也可以用瓊脂粉拌涼水，澆入和糖熬煮好的杏仁漿，冷卻凝固後吃。

3.芝麻糊杏仁茶　滑腸潤燥，益心腎。可用於長期從事腦力勞動、胃腸功能欠佳者。芝麻磨碎，杏仁磨碎，調入麥芽糊精，充水泡茶。也可以分別泡好芝麻糊，杏仁茶，然後分兩頭慢慢灌入同一個容器，黑白分明比較好看。

小茴香

【別名】　茴香子、小茴、茴香、懷香、香絲菜、小茴香。

【來源】　為傘形科茴香屬植物茴香的果實。夏末、秋初果實成熟時採收，除雜質，曬乾用。中國各

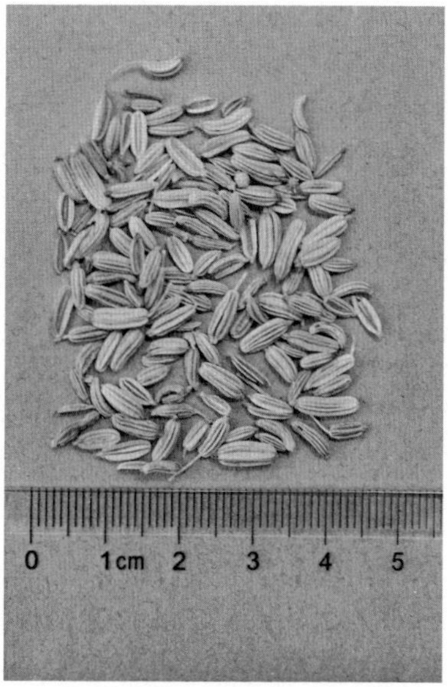

地均產。選購時以色澤黃綠、質地飽滿、顆粒均勻、無柄梗者、芳香濃郁的質優。

【性味歸經】 性溫，味辛，歸肝、腎、脾、胃經。

【功效主治】 散寒止痛，理氣和胃。用於寒疝腹痛、睾丸偏墜、痛經、少腹冷痛、脘腹脹痛、食少吐瀉及睾丸鞘膜積液等。

【用法用量】 做調味品，也可以做沙拉，煎湯，或入丸、散劑。內服，三～六克，以每日一〇克為限。

【禁忌】 多食有損視力，不宜短期大量使用。

【成分藥理】 小茴香含有脂肪油、揮發油、淄醇、糖苷及多種胺基酸和有機酸等。具有促進腸蠕動、促進膽汁分泌，中樞麻痹、箭毒樣作用，抗突變，性激素樣作用，利尿等作用。

【藥治】

1. 溫通湯　溫通小便。治下焦受寒，小便不通。椒目（炒搗）二十四克，小茴香（炒搗）六克，威靈仙九克，水煎服（《醫學衷中參西錄》）。

2. 茴香湯　溫中益氣、利胸膈、進飲食。治臟氣虛冷、臍腹脹滿、不思飲食、一切冷氣。茴香（去土、炒）六斤，川楝子（洗、炒）、陳皮各二斤；甘草（炒）七斤，鹽（炒）一斤，上為末。每服一錢，如茶點吃（《太平惠民和劑局方》）。

3. 暖肝煎　溫補肝腎，行氣止痛。治肝腎虛寒證，睾丸冷痛，或小腹疼痛，畏寒喜暖，舌淡苔白，脈沉遲。當歸六～九克，枸杞子九克，茯苓六克，小茴香六克，肉桂三～六克，烏藥六克，沉香三克（木香），水三〇〇毫升，加生薑三～五片，煎至二一〇毫升，空腹時溫服（《景岳全書》）。

4.小茴枳殼散　行氣導滯。治肝胃氣滯、脘腹脅下脹痛。小茴香三〇克，枳殼十五克。微炒研末，每次服六克，溫開水送下（《袖珍方》）。

【食養】

1.茴香粥　行氣止痛，健脾開胃，通乳。可用於治療胃寒嘔吐、食慾減退、脘脹氣有及乳汁缺乏等。小茴香一〇～十五克，白米五〇～一〇〇克。小茴香放入清水砂鍋內煎煮，取汁去渣；白米淘洗乾淨。鍋置火上，放入白米、藥汁熬煮成粥。

2.小茴香酒　行氣散寒。可用於由精道受風寒而成，湯藥全不效者。小茴香三〇克，上為粗末。用黃酒二五〇毫升燒滾沖，停一刻，去滓服酒（《醫林改錯》）。

薏苡仁

【別名】　薏米、藥玉米、水玉米、晚念珠、六穀子、六穀米、珠珠米。

【來源】　為禾本科薏苡屬植物薏苡的種仁。秋季果實成熟時採割植株，曬乾，打下果實，再曬乾，除去外殼、黃褐色種皮和雜質，收集種仁。藥用部位為薏苡的乾燥成熟種仁。全國大部分地區均產，以河北正定縣為道地。選購時斷面呈白色，氣味微甘，粒大、飽滿、色白的質優，聞著有刺鼻餿味或黴味，不能食用。

【性味歸經】 性涼，味甘、淡，歸脾、胃、肺經。

【功效主治】 利水滲透濕、健脾止瀉、除痹、排膿、解毒散結。用於水腫、腳氣、小便不利、脾虛泄瀉、濕痹拘攣、肺癰、腸癰、贅疣。

【用法用量】 內服，九～三〇克。

【禁忌】 孕婦忌用，汗少、便祕者慎用。

【成分藥理】 薏苡仁含有中性油脂、多醣、多種胺基酸、甾醇類、三萜類、苯丙素類及生物鹼類。具有解熱、鎮靜、鎮痛、抗炎、增強免疫、抗腫瘤、抗潰瘍、止瀉、降血糖、降血糖、抗氧化、促進排卵等作用。

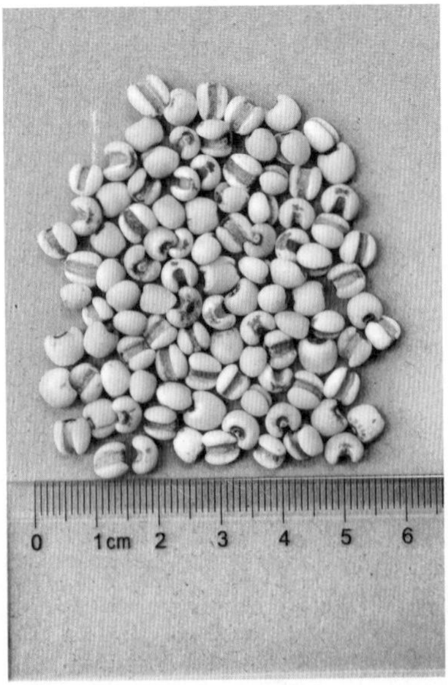

【藥治】

1.麻杏苡甘湯 解表祛濕。治病者一身盡疼，發熱，日晡所劇者，名風濕，此病傷於汗出當風，或久傷取冷所致。麻黃（去節）半兩（湯泡），甘草一兩（炙），薏苡仁半兩，杏仁十個（去皮、尖，炒）。上銼麻豆大，每服四錢，水一盞半，煮八分，去滓溫服，有微汗避風（《金匱要略》）。

2.薏苡附子敗醬散 利濕排膿。治腸癰，其身甲錯，腹皮急，按之濡如腫狀，腹無積聚，身無熱，脈數，此為腸內有癰膿。薏苡仁十分，附子二分，敗醬五分。上三味，杵為末，取方寸匕，以水二升，煎減半，頓服，小便當下（《金匱要略》）。

3.薏苡散　溫陽通痹，散寒除濕。治胸痹，緩急者。薏苡仁十五兩，大附子十枚（炮）。每服方寸匕，日三次。製備方法上為散（《金匱要略》）。

【食養】

1.苡仁粥　健脾養胃，祛風除痹。可用於久風濕痹、補正氣、利腸胃、消水腫、除胸中邪氣、治筋脈拘攣。薏苡仁為末，同白米煮粥，日日食之（《本草綱目》）。

2.薏苡仁酒　祛風濕、強筋骨、健脾胃，可用於風濕痹痛等疾病。薏苡仁粉，同曲米釀酒，或袋盛煮酒飲之（《本草綱目》）。

3.蔥頭薏苡仁粥　可用於中風、頭痛心煩、苦不下食、手足無力、筋骨疼痛，口面喎斜，言語不正等。蔥白一握，豉三合，牛蒡根（切，洗，去粗皮）半升，薄荷一握，薏苡仁二合。上以水五大盞，煮蔥白、牛蒡根、薄荷、豉等，煎取兩盞半，去滓，入薏苡仁，煮作粥。空腹食之（《太平聖惠方》）。

4.蓮實美容羹　適用於脾胃虛、肌肉消瘦、皮毛乾枯等。蓮子三〇克、芡實三〇克、薏苡仁五〇克、桂圓肉一〇克、蜂蜜適量。先將蓮子、芡實、薏苡仁用清水浸泡三〇分鐘，再將桂圓肉一同放入鍋內，用文火煮至爛熟加蜂蜜調味食用。

5.薏仁湯　用於脾虛腹瀉、肌肉酸重、關節疼痛、水腫、腳氣、白帶、肺膿瘍、闌尾炎等。

紅豆、薏苡仁各一杯，冰糖八〇克。紅豆、薏苡仁混合洗淨，放入鍋中，加八杯水以大火煮開，再轉小火續煮約三〇分鐘，待豆仁呈花糜狀，加入冰糖煮融即成。

郁李仁

【別名】 郁子、鬱裏仁、李仁肉、小李仁、大李仁。

【來源】 為薔薇科郁李屬植物郁李、歐李及榆葉梅屬植物榆葉梅、長梗扁桃等的種仁。夏、秋季採收成熟果實，除去果肉及核殼，取出種子，乾燥。以山西隰縣、四川崇州市、福建福州市為道地。選購以呈桃形，表皮黃白色、黃棕色或深棕色的質優。

【性味歸經】 性平，味辛、苦、甘，歸脾、大腸、小腸經。

【功效主治】 潤燥滑腸、下氣、利水。用於津枯腸燥、食積氣滯、腹脹便祕、水腫、腳氣、小便不利。

【用法用量】 內服，三~九克。

【禁忌】 忌與牛、馬肉同食。

【成分藥理】 種子含苦杏仁苷、脂肪油、揮發

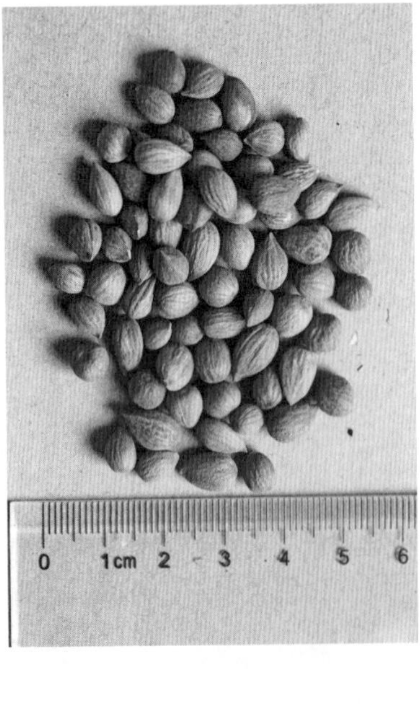

性有機酸、粗蛋白質、纖維素、澱粉、油酸，尚含植物甾醇、維生素B_1。具有抗炎、瀉下、鎮靜、利尿等作用。

【藥治】

1. 郁李仁丹　利水消腫。治一切諸腫、小兒疳食、氣急腫滿。郁李仁半兩（湯浸，去皮，微炒），檳榔半兩，牽牛子一錢（炒）。上為細末，滴水為丸，每服一〇丸，空心以蔥白湯送下（《衛生總微》）。

2. 郁李仁煎　下氣止嗽。治積年上氣咳嗽，不得臥。郁李仁（去皮尖雙仁）一兩。用水一升，研如杏酪，去滓，煮令無辛氣，次下酥一棗許，同煮熟，放溫頓服之（《聖濟總錄》）。

3. 郁李仁飲　下氣、利水、潤腸。治老人腳氣沖逆、身腫、腳腫、大小便祕澀不通、氣息喘息、食飲不下者。郁李仁二兩（細研，以水濾取汁），薏苡仁四合（淘研淨），上藥相和煮飲，空心食之（《養老奉親書》）。

【食養】

1. 糯米粥　潤燥滑腸，下氣通便。可用於胸膈滿悶、大便祕結。糯米一〇〇克，檳榔（炮製搗末）十五克，郁李仁（去皮研為膏）十五克，火麻仁十五克，先以水研火麻仁濾取汁，入糯米煮作粥，將熟，入檳榔、郁李仁攪勻，空腹食用，每日兩次（《聖濟總錄》）。

2. 郁李仁粥　潤燥滑腸，行氣通便。可用於氣滯腸燥的便祕。郁李仁一〇克，白米六〇克。以水一〇〇毫升研郁李仁，濾取汁，加水至一〇〇〇毫升，加入白米煮粥食之。

五、根及根莖類

甘草

【別名】 國老、美草、粉草。

【來源】 為豆科甘草屬植物甘草、光果甘草、脹果甘草的根及根莖。取原藥材，除去蘆頭及雜質，切厚片，乾燥，為生甘草；取甘草片用文火炒至表面深黃色，為炒甘草；取蜜煉加入甘草拌勻，置鍋中用文火炒至表面深黃色，為炙甘草。甘草品質以內蒙古、甘肅、寧夏出產的為佳。

【性味歸經】 性平，味甘，歸脾、胃、心、肺經。

【功效主治】 和中緩急，潤肺解毒，調和諸藥。炙甘草宜用於脾胃虛弱、心悸、肺痿咳嗽等；生用宜於咽喉腫痛、癰瘡腫毒、藥食物中毒等。

【用法用量】 內服，煎湯二～六克，調和諸藥用量宜小，作主藥用量宜稍大，可用一〇克左右。中毒搶救可用三〇～六〇克。外用，煎水洗、漬，或研

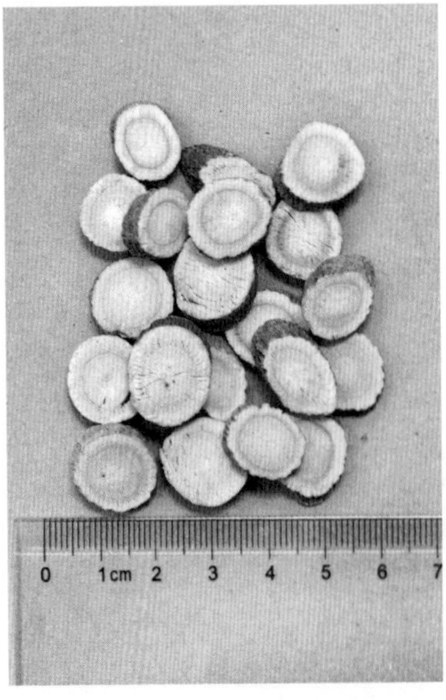

磨外敷。

【禁忌】　不可過量久服。長期大量服用會產生假醛固酮症。反大戟、芫花、甘遂、海藻。

【成分藥理】　含有多種極為複雜的化學成分，主要有甘草酸、甘草苷等。根表皮以內的部分最重要的生理活性物質為甘草甜素和黃酮類。具有抗微生物、抗炎、鎮咳、祛痰、保肝、抗腫瘤、抗突變、抗氧化等作用。

【藥治】

1. 芍藥甘草湯　緩急止痛。治腿腳攣急、腹中疼痛。白芍藥、炙甘草各四兩。水煎去渣，分二次服（《傷寒論》）。

2. 甘草乾薑湯　潤肺補虛。治肺痿、吐涎沫而不咳者。炙甘草四兩、乾薑二兩，以水三升，煮取一升五合，去滓，分溫再服（《金匱要略》）。

3. 涼膈丸　清熱止咳。治熱嗽。甘草二兩、豬膽汁浸五宿，漉出炙香，搗羅為末，煉蜜和丸，如綠豆大，食後薄荷湯下十五丸（《聖濟總錄》）。

【食養】

1. 豬脊甘草湯　潤肺止咳。可用於咳嗽咳痰等。甘草一〇克、蓮子一〇〇克、大棗一〇〇克、木香三克、豬脊骨一具。木香、甘草用紗布包起來，蓮子、大棗去核，豬脊骨洗淨後剁碎，上述材料一起放入鍋裡，加水用文火燉四～五小時即可食。

2. 甘草綠豆煲米飯　潤肺生津。可用於口乾咽燥等。生甘草三〇克、綠豆一〇〇克、白米一〇〇克。生甘草切片，綠豆、白米淘洗乾淨。白米、生甘草、綠豆同放鍋內，如常規加水煲飯，煲熟即成。

3. 蜜棗甘草湯　潤肺止咳。可用於咽乾喉痛、慢性支氣管炎咳嗽、肺結核咳嗽等症。蜜棗八枚、生甘草六克。將蜜棗、生甘草加清水兩碗煎至一碗，去渣即可食用。

乾薑

【別名】 白薑、均薑、乾生薑。

【來源】 為薑科植物薑的乾燥根莖。冬季採挖，除去鬚根和泥沙，曬乾或低溫乾燥。趁鮮切片曬乾或低溫乾燥者稱為「乾薑片」；取乾薑塊，照炒炭法炒至表面黑色、內部棕褐色，為薑炭。中國大部分地區有產，主產於四川、貴州等地。

【性味歸經】 性熱，味辛，歸脾、胃、腎、心、肺經。

【功效主治】 溫中散寒，回陽通脈，溫肺化飲。用於脘腹冷痛、嘔吐泄瀉、肢冷脈微、寒飲喘咳。

【用法用量】 內服，三～一〇克。

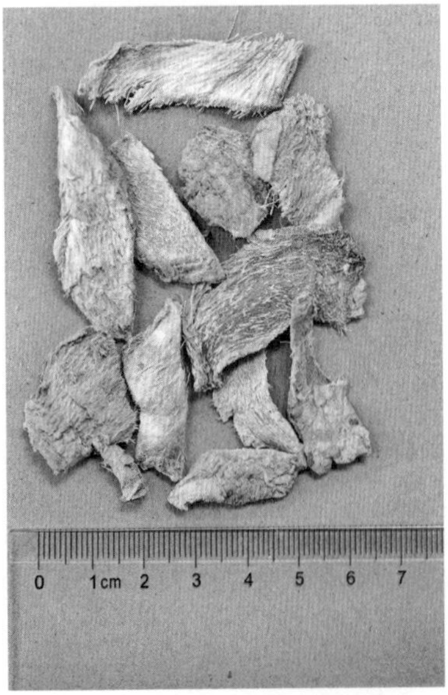

【禁忌】陰虛內熱、血熱妄行者忌服。

【成分藥理】主要有效成分為揮發油，還有β—谷固醇、胡蘿蔔苷、棕櫚酸、丁二酸酐等非揮發性成分。具有鎮痛消炎、抗菌、止瀉、抗腫瘤、抗缺氧、改善局部血液巡循等作用。

【藥治】

1. 理中湯　溫中補虛。治脾胃虛寒、腹痛下痢、胃中寒飲、喜唾涎沫。人參、乾薑、白朮、炙甘草各三兩。以四物依兩數切，用水八升，煮取三升，去滓，溫服一升，日三服（《傷寒論》）。

2. 乾薑人參半夏丸　溫中止嘔。治妊娠嘔吐不止。乾薑、人參各一兩，半夏二兩。上三味，末之，以生薑汁糊為丸，如梧子大。每服十丸，日三服（《金匱要略》）。

3. 乾薑五味甘草湯　溫寒化飲。治肺冷咳嗽。乾薑八分，炙草二錢，五味子三十粒。水煎服（《溫熱經解》）。

【食養】

1. 乾薑羊肉湯　溫中散寒。可用於肢寒畏冷、腰膝酸軟等。乾薑三〇克、羊肉一五〇克、鹽一克、花椒粉一克、大蔥三克。羊肉切塊，與乾薑共燉至肉爛，調入鹽、蔥花、花椒粉即可食用。

2. 鯉魚乾薑湯　溫中補虛。可用於腎陽虛引起的陽痿。約五〇〇克雄鯉魚一條，乾薑、枸杞子各一〇克。取鯉魚肚內之魚（即雄魚腹中白色果凍樣物質雄魚精囊腺），與乾薑、枸杞子同煎，煮開，加料酒、鹽、味精適量調味即成。空腹時服食，隔日服一次，連服五日。

3. 赤石脂乾薑粥　溫中補虛。可用於慢性虛寒痢疾。赤石脂三〇克、乾薑一〇克、白米六〇克。打碎赤石脂，與乾薑入鍋，加水三〇〇毫升，煎至一〇〇毫升，去渣取汁備用。白米煮為稀粥，加入藥汁，煮開一～二沸，待食。每日早晚空腹溫熱服食（《傷寒論》）。

高良薑

【別名】 風薑、小良薑、膏涼薑。

【來源】 為薑科植物高良薑的乾燥根莖。夏末秋初採挖，除去鬚根和殘留的鱗片，洗淨，切段，曬乾。按產地分為廣東良薑、廣西良薑、海南良薑和臺灣良薑等四種，以廣東良薑質較佳。

【性味歸經】 性熱，味辛，歸脾、胃經。

【功效主治】 溫胃止嘔，散寒止痛。用於脘腹冷痛、胃寒嘔吐、噯氣吞酸。

【用法用量】 內服，三～六克。

【禁忌】 脾胃濕熱者慎用。

【成分藥理】 根莖含多種二苯基庚烷類化合物，還可能含有鼠李檸檬素、揮發油等。根尚含β—谷固醇—β—葡萄糖苷、豆甾醇葡萄糖苷等。具有鎮痛、

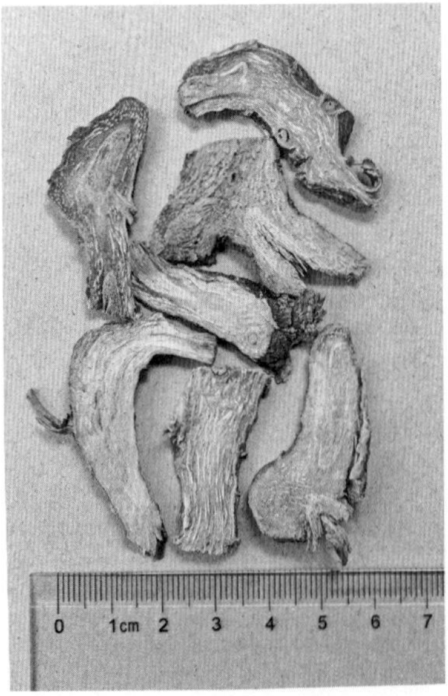

改善微循環的作用。

【藥治】

1.高良薑湯　溫中散寒，下氣行滯。治卒心腹絞痛如刺、兩脅支滿、煩悶不可忍。高良薑五兩，厚朴二兩，當歸、桂心各三兩。上四味，以水升，煮取一升八合，分三服，日二。若一服痛止，便停，不須服，若強人為二服，劣人分三服（《千金方》）。

2.二薑丸　養脾溫胃，去冷消痰。治心脾冷痛。良薑（去聲）、乾薑（炮）等分。上為末，麵糊為丸，如梧桐子大。每服十五丸至二十一丸，食後皮湯下。妊娠婦人忌服（《太平惠民和劑局方》）。

3.良附丸　溫胃理氣。治寒凝氣滯、脘痛吐酸、胸腹脹滿。良薑一錢、香附四錢、青皮三錢、木香三錢、當歸三錢、乾薑二錢、沉香一錢，上為細末，水泛為丸，如梧桐子大。每服三錢，米湯送下（《實用方劑學》）。

【食養】

1.高良薑粥　溫中散寒。可用於寒性胃痛，嘔吐腹瀉等。白米五〇克、高良薑十五克。高良薑加水煎煮，去渣取汁，然後放白米煮粥，空腹服用。

2.兩薑粥　祛寒止痛，溫中和胃。可用於寒性胃痛。高良薑、生薑各三克，白米六〇克。高良薑、乾薑加水煎汁，煎好後去渣取汁，放白米同煮成粥，早晚服用。

3.高良薑香附雞肉湯　行氣疏肝，祛寒止痛。可用於潰瘍病、肝氣犯胃、寒邪犯胃、胃脘脹痛、時作時止、時有噯氣、嘔吐。雞肉二五〇克、高良薑十五克、香附十二克、紅棗四枚。雞肉切去肥脂，放入開水中焯過，吊乾水。全部用料放入鍋內，加水適量，武火煮沸後，文火煮兩小時，調味即可。

葛根

【別名】粉葛、葛條根、甘葛。

【來源】為豆科植物野葛的乾燥根，習稱野葛。秋、冬二季採挖，趁鮮切成厚片或小塊，乾燥。取葛根片，置鍋中，用文火炒至表面黃色，略帶焦斑為炒葛根；取麩皮撒在熱鍋中，加熱至冒煙時，投入葛根片，迅速翻動，炒至表面呈焦黃色，取出，篩去麩皮，為煨葛根。中國大部分地區有產，主要分布於遼寧、河北、河南、山東、安徽、江蘇、浙江、福建、臺灣、廣東、廣西、江西、湖南、湖北、重慶、四川、貴州、雲南、山西、陝西、甘肅等地。

【性味歸經】性涼，味甘、辛，歸肺、胃經。

【功效主治】解肌退熱、透疹、生津止渴、升

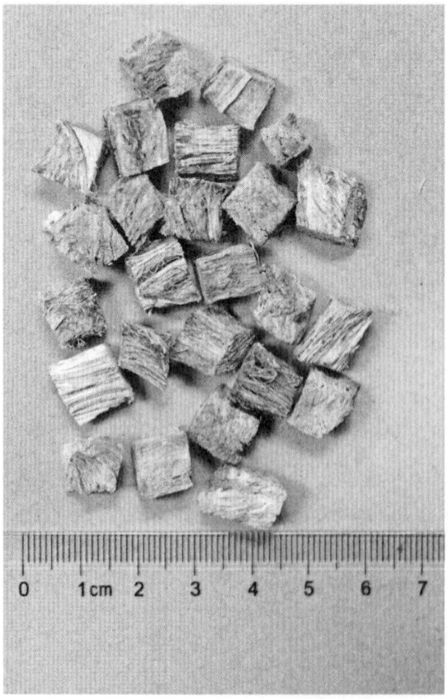

陽止瀉。用於表證發熱、項背強痛、麻疹不透、熱病口渴、陰虛消渴、熱瀉熱痢、脾虛泄瀉。

【用法用量】　內服，煎湯一〇～十五克或搗汁。外用，搗敷。解表、透疹、生津宜生用，止瀉宜煨用。

【禁忌】　表虛多汗、虛陽上亢者慎用。

【成分藥理】　葛根含異黃酮成分葛根素、葛根素木糖苷、大豆黃酮、大豆黃酮苷及β—谷固醇、花生酸，又含多量澱粉。具有降血脂、抗腫瘤、抗骨質疏鬆、益智等作用。

【藥治】

1. 葛根湯發汗兼解肌。治太陽病，項背，無汗惡風。葛根十二克、麻黃九克（去節）、桂枝六克（去皮）、生薑九克（切）、甘草六克（炙）、芍藥六克、大棗十二枚（擘），上七味，以水一升，先煮麻黃、葛根，減至八〇〇毫升，去上沫，納諸藥，再煮取三〇〇毫升，去滓，每次溫服一五〇毫升，覆取微似汗（《傷寒論》）。

2. 葛根黃芩湯　退熱止咳。治有汗、發熱咳嗽。乾葛二錢、黃芩二錢、黃連一錢、芍藥一錢、石膏一錢、五味子十一粒、甘草五分，水煎服（《赤水玄珠》）。

3. 升麻葛根湯　解肌透疹。治麻疹初起、帶狀皰疹、單純性瘡疹、腹瀉、急性細菌性痢疾等屬邪鬱肌表，肺胃有熱。升麻三〇克、芍藥三〇克、炙甘草三〇克、葛根四十五克。上為粗末，用水一盞半，煎取一中盞，去滓，稍熱服，不拘時候，一日二、三次。以病氣去、身清涼為度。現代用作湯劑，水煎服，用量按原方比例酌減（《太平惠民和劑局方》）。

【食養】

1.桂花葛粉羹　清熱生津，解肌發表。可用於發熱、口渴、心煩、口舌潰瘍等症。葛根磨粉後先用涼開水適量調葛粉，再用沸水沖化葛粉，使之成晶瑩透明狀，加入桂花糖調拌均勻即成。

2.葛粉飯　清心醒脾，增長智力。可用於記憶衰退等症。先用開水淋濕涼粟米飯，加入葛粉拌勻，放入豆豉汁水適量，在旺火上煮熟。適當拌以調味品即可食用。

3.葛根粉粥　補虛升陽。可用於虛損型心腦血管病症的預防。葛根磨粉，清水泡洗粟米一晚，第二日濾水取出，與葛粉同拌均勻，按常法煮粥，粥成後酌加調味品。

黃精

【別名】龍銜、老虎薑、玉竹黃精。

【來源】為百合科黃精屬植物黃精、多花黃精和滇黃精的根莖。除去雜質，洗淨，略潤，切厚片，乾燥，為黃精；取淨黃精，照酒燉法或酒蒸法燉透或蒸透，稍晾，切厚片，乾燥，為酒黃精。產於黑龍江、吉林、遼寧、河北、山西、陝西、內蒙古、寧夏、甘肅（東部）、河南、山東、安徽（東部）、浙江（西

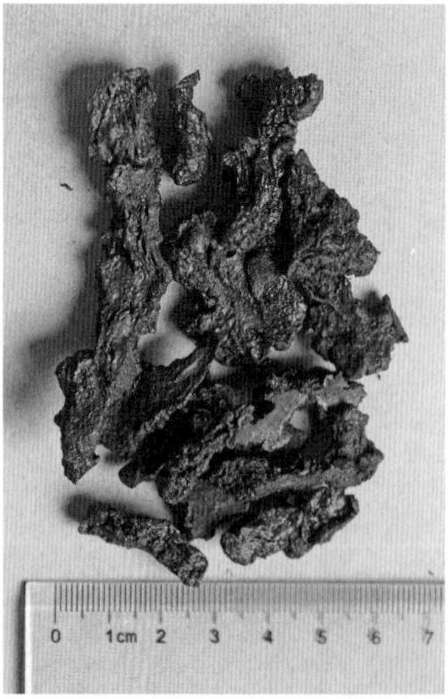

北部）。

【性味歸經】 性平，味甘，歸脾、肺、腎經。

【功效主治】 養陰潤肺，補脾益氣，滋腎填精。用於陰虛勞嗽、肺燥咳嗽、脾虛乏力、食少口乾、消渴、腎虧腰膝酸軟、精血不足。

【用法用量】 內服，煎湯，一〇～十五克，鮮品三〇～六〇克；或入丸、散熬膏。外用，適量，煎湯洗，熬膏塗，或浸酒搽。

【禁忌】 中寒泄瀉、痰濕痞滿氣滯者忌服。

【成分藥理】 黃精的根狀莖含甾體皂苷，已分離出兩個呋甾烯醇型皂苷和兩個螺甾烯醇型皂苷。屬於前者的是西伯利亞蓼苷A，14α—羥基西伯利亞蓼苷A；屬於後者的是西伯利亞蓼苷B和新巴拉次薯蕷皂苷元—A3—O—β—石蒜四糖苷。具有抗病原微生物、降血脂、延緩衰老、提高學習和記憶再現能力等作用。

【藥治】

1. 二精丸　助氣固精、保鎮丹田、活血駐顏、長生不老。可用於容顏早衰，精力不足之人。黃精（去皮）二斤，枸杞子二斤。上兩味，於八、九月間採取。先用清水洗黃精一味，令淨。控乾細銼，與枸杞子相和，杵碎拌令勻，陰乾再搗，羅為細末，煉蜜為丸，如梧桐子大（《聖濟總錄》）。

2. 蔓菁子散　補肝氣、明目、延年益壽，治眼昏暗不明。蔓菁子一斤（以水淘淨）、黃精二斤（和蔓菁子九蒸九曬乾）。上藥，搗細羅為散。每服二錢，空心以粥飲調下，日午、晚食後以溫水再調服（《太平聖惠方》）。

【食養】

1. **黃精肉飯**　補中益氣。可用於心血管疾病。白米一〇〇克、黃精二十五克、瘦豬肉三〇〇克、洋蔥一五〇克，料酒、精鹽、味精、白糖、蔥花、薑末適量。豬肉洗淨切絲，洋蔥去老皮洗淨切絲，黃精洗淨切薄片。炒鍋燒熱，放入豬肉煸炒至水乾，加入料酒、精鹽、味精、白糖、蔥、薑，煸炒至肉將熟，加入洋蔥和適量水，小火燜燒至熟爛。米洗淨入鍋，加適量水，大火煮沸時加入黃精，煮至水將收乾，倒入肉菜，改為小火燜煮至飯熟即成。

2. **黃精熟地豬脊骨湯**　補腎填精。可用於眩暈耳鳴、腰膝酸軟、健忘失眠、倦怠神疲等病症。豬脊骨五〇〇克、黃精五〇克、熟地五〇克，洗淨豬脊骨、斬件。分別用清水洗淨黃精、熟地，與豬脊骨一齊放入砂煲內，加清水適量，武火煮沸後，改用文火煲二～三小時，調味供用。

3. **黃精燉豬肉**　補腎養血，滋陰潤燥。可用於腎虛精虧、肺胃陰虛、脾胃虛弱、病後體弱、產後血虛。黃精六〇克，豬瘦肉五〇〇克，精鹽、料酒、蔥、薑、胡椒粉適量。洗淨豬肉，放入沸水鍋中焯去血水，撈出切成塊。黃精洗淨切片，拍破蔥、薑。將肉、黃精、蔥、薑、料酒、鹽同放入鍋中，注入適量清水用武火燒沸，然後改文火燉至肉熟爛，揀去蔥、薑、黃精，用鹽、胡椒粉調味即成。

桔梗

【別名】 梗草、苦梗、苦桔梗。

【來源】 為桔梗科桔梗屬植物桔梗的根。播種後第二、第三年秋季地上部分枯萎後挖根。洗淨泥土，刮去外皮，放清水中浸漬二～三小時，撈起，曬乾；或去蘆切片，曬乾。產於中國東北、華北、華東、華中各省以及廣東、廣西（北部）、貴州、雲南東南部（蒙自、硯山、文山）、四川（平武、涼山以東）、陝西。朝鮮、日本、俄羅斯遠東和東西伯利亞地區的南部也有。

【性味歸經】 性平，味辛、苦，歸肺經。

【功效主治】 宣肺利咽，祛痰排膿。用於咳嗽痰多、胸悶不暢、咽痛音啞、肺癰吐膿、瘡瘍吐膿。

【用法用量】 內服，煎湯，三～一〇克；或入丸、散。外用，燒灰研末敷。

【禁忌】 陰虛久咳、咳血者、胃潰瘍者慎服。內服過量可引起噁心嘔吐。

【成分藥理】 根含多種皂苷，迄今已分得十八種三萜皂苷，如桔梗皂苷A、C、D、D_2、D_3等。具

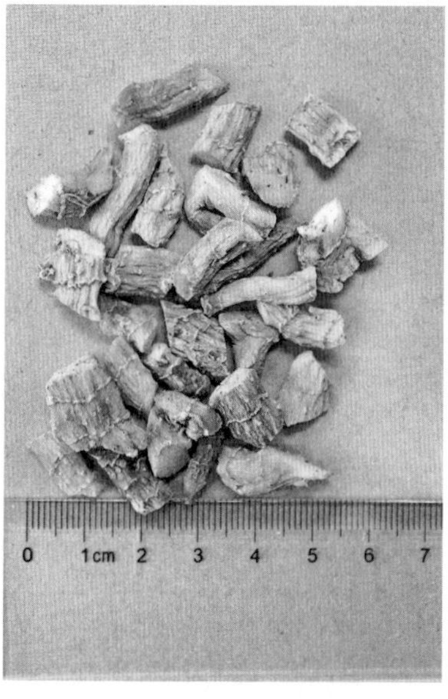

有祛痰與鎮咳、降血糖、抑菌、抑制胃液分泌和抗潰瘍的作用。

【藥治】

1. **銀翹散** 疏風散熱。治溫病初起症見身熱、咽痛、咳嗽咳痰者。連翹九克、金銀花九克、苦桔梗九克、薄荷六克、竹葉四克、生甘草五克、荊芥穗五克、淡豆豉五克、牛蒡子九克、蘆根九克(《溫病條辨》)。

2. **桑菊飲** 疏風散熱。治溫病初起。桑葉七・五克、菊花三克、杏仁六克、連翹五克、薄荷二・五克、桔梗六克、甘草二・五克、葦根六克。水二杯,煮取一杯,日二服(《溫病條辨》)。

3. **桔梗湯** 宣肺利咽,清熱解毒。治肺癰,咳而胸滿,振寒脈數,咽乾不渴,時出濁唾腥臭,久久吐膿如米粥者。桔梗一兩,甘草二兩。上二味,以水三升,煮取一升,分溫再服,則吐膿血也(《金匱要略》)。

【食養】

1. **醬桔梗菜** 開宣肺氣,祛痰排膿。準備桔梗、醬油、辣椒粉、小青椒、味精、鹽、薑、蒜、白糖。泡發買來的桔梗絲(大概一晚上的時間),洗淨後,用手揉搓使之柔韌。找個容器,放入桔梗絲,小青椒切成小段放入,然後加入辣椒粉、鹽,拌均勻加入適量醬油、白糖醃制。吃的時候盛出一些,撒入些白芝麻、味精、白糖、鮮薑末、鮮蒜末,拌勻即可。

2. **桔梗冬瓜湯** 清熱化痰。可用於急性支氣管炎。冬瓜一五〇克、杏仁一〇克、桔梗九克、甘草六克,食鹽、大蒜、蔥、醬油、味精各適量。洗淨冬瓜、切塊,放入鍋中,加入食油、食鹽煸炒後，加適量清水，下杏仁、桔梗、甘草一併煎煮，至熟後。以食鹽、大蒜等調味即成。每日一劑，佐餐服食。

3. 桔梗百部蘿蔔湯　滋陰潤燥。可用於春天氣候乾燥引起的咽喉乾燥疼痛、眼睛紅赤乾澀、鼻腔熱烘火辣、嘴唇乾裂、食慾不振、大便乾燥、小便發黃等「上火」證候。白蘿蔔一個、生薑三塊、百部一〇克、桔梗六克。白蘿蔔、生薑、百部、桔梗切片置鍋內，加水一碗，煮沸二〇分鐘，去渣，加入蜂蜜，趁熱代茶頻飲。

生薑

【別名】　薑根、薑皮、百辣雲。

【來源】　為薑科薑屬植物薑的新鮮根莖。一〇～十二月莖葉枯黃時採收。挖起根莖，去掉莖葉、鬚根。選購時可採用以下方法挑選：望色澤，顏色淡黃，有光澤，薑芽鮮嫩，肉質堅挺，不酥軟；聞氣味，被硫黃薰蒸過的生薑，可聞到淡淡的硫黃味。

【性味歸經】　性微溫，味辛，歸肺、脾、胃經。

【功效主治】　解表散寒，溫中止嘔，溫肺止咳，解魚蟹毒，解藥毒。用於外感風寒、肺寒咳嗽、胃寒嘔吐。

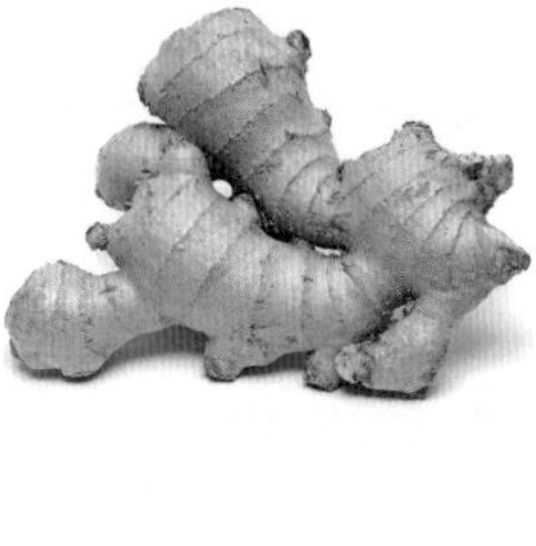

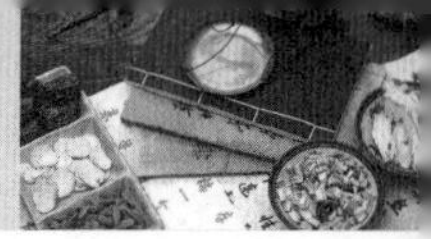

【用法用量】內服，三～九克。

【禁忌】熱盛及陰虛內熱者忌服。

【成分藥理】生薑中含α—薑烯、薑醇、β—水芹烯、芳香醇、α—龍腦、檸檬醛、甲基庚烯酮等，尚含辣味成分薑辣素。具有抗潰瘍、保肝、利膽、抗炎、解熱、鎮痛、鎮吐作用。

【藥治】

1.**生薑湯**　消食化痰，寬利胸膈。治酒食所傷、心胸煩滿、口吐酸水、嘔逆不定、飲食無味、胸膈不快。生薑二斤，白麵粉三斤，炒甘草十三斤，杏仁十斤。上炒鹽二十二斤同為末。每服半錢，如茶點吃（《太平惠民和劑局方》）。

2.**橘皮枳實生薑湯**　行氣開鬱，和胃化飲。治胸痹，胸中氣塞，呼吸短促，心下硬滿，嘔吐噦逆。橘皮一斤，枳實三兩，生薑半斤。以水五升，煮取二升，分溫再服（《金匱要略》）。

3.**當歸生薑羊肉湯**　溫中養血、祛寒止痛。治寒疝、虛勞。當歸三兩，生薑五兩，羊肉一斤。上藥以水八〇〇毫升，煮取三〇〇毫升，分二次溫服（《金匱要略》）。

4.**半夏生薑湯**　溫胃降逆。治胃中有寒之噦逆。生薑（切）十五克，半夏（洗）一〇克。上藥用水四〇〇毫升，煎至三二〇毫升，去滓，分二次溫服（《類證活人書》）。

【食養】

1.**生薑桑椹飲**　發汗解表、祛風散寒、降血糖。可用於感冒風寒、糖尿病等症。桑椹二〇克，生薑一〇克。洗淨生薑，切絲放入茶杯內，加入若干桑椹，沖泡五分鐘左右即可。

2. 生薑羊肉粥　暖脾胃、散風寒。可用於脾胃虛寒、食慾不振者。生薑二〇克，羊肉一〇〇克，白米一〇〇克，料酒一〇毫升，鹽三克，放入鍋內，加水適量，煮成粥，加鹽少許即成。

3. 紅糖薑茶　去除胃寒、暖胃、暖宮。可用於風寒感冒、婦女宮寒痛經、脾胃虛寒者。紅糖三〇克，生薑一〇克。生薑切絲入鍋，放兩勺紅糖，煮開即可。早晨飲用最佳。

山藥

【別名】　懷山藥、淮山藥、土薯。

【來源】　為薯蕷科薯蕷屬植物山藥的塊莖。霜降後採挖，洗淨，刮去粗皮，曬乾或風乾，為毛山藥；或再次浸軟，搓壓為圓柱狀，磨光，為光山藥。潤透切片，生用或炒用。產於中國河南者（古懷慶府）品質最佳，習稱「懷山藥」。選購時以體重，質堅實，不易折斷，斷面白色，粉性為佳。

【性味歸經】　性平，味甘，歸脾、肺、腎經。

【功效主治】　益氣養陰、補脾肺腎、固精止帶。用於脾虛證、肺虛證、腎虛證、消渴氣陰兩虛證。

【用法用量】　內服，十五～三〇克。麩炒可增

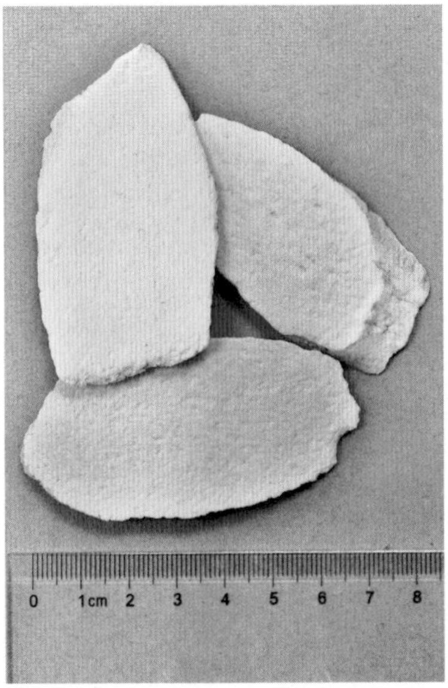

強補脾止瀉作用。

【成分藥理】 山藥含澱粉、黏液質、糖蛋白、膽鹼、多酚氧化酶、維生素C、甘露聚糖和植酸、山藥鹼、皂苷、游離胺基酸、澱粉酶等。具有健脾益胃、助消化、降血糖、免疫調節及抗腫瘤、延緩衰老等作用。

【藥治】

1.**縮泉丸**　溫腎祛寒，縮尿止遺，治膀胱虛寒證。烏藥六克，益智仁九克，山藥糊丸。上藥入鍋內煉成膏，不拘時候服用（《婦人良方》）。

2.**六味地黃丸**　滋陰補腎。治肝腎陰虛。熟地黃八錢，山萸肉四錢，乾山藥四錢，澤瀉三錢，牡丹皮三錢，白茯苓（去皮）三錢。上為末，煉蜜為丸，如梧桐子大，每服三丸，空心溫水化下（《小兒藥證直訣》）。

3.**易黃湯**　利濕熱、補腎虛、止帶下，治婦人黃帶。黃柏、芡實、山藥、車前子、銀杏（《傅青主女科》）。

【食養】

1.**山藥紅棗粥**　可用於脾胃虛弱、飲食減少、消化不良以及營血虛虧者。山藥六〇克，大棗三〇克，白米適量，加水煮成稀粥，用糖調味服食。

2.**炒扁豆山藥粥**　可用於食少久瀉，食穀不化，小兒疳積等。扁豆六〇克（炒），山藥六〇克，白米四十五克，共煮粥食用。小兒用量酌減。

3. **山藥茶**　可用於脾胃虛弱、泄瀉、食慾不振、虛勞咳嗽、遺精、帶下、尿多、久痢。山藥一〇克、花茶三克。用山藥的煎煮液二五〇毫升泡茶飲用，沖飲至味淡。

4. **懷山百合鰻魚**　可用於低熱煩躁，食慾不振，神疲乏力者。鰻魚一～二條，懷山藥、百合各三〇克，同放鍋內，加蔥、薑、料酒，隔水燉熟，調味食用。

薤白

【別名】　薤根、野蒜、苦蒜。

【來源】　為百合科蔥屬植物小根蒜、藠頭、長梗薤白或天藍小根蒜等的鱗莖。夏、秋二季採挖，洗淨，除去鬚根，蒸透或置沸水中燙透，曬乾。生用。選購時以個大、質堅、飽滿、黃白色、半透明、不帶花莖者為佳。

【性味歸經】　性溫，味辛、苦，有毒，歸心、肺、胃、大腸經。

【功效主治】　通陽散結，行氣導滯。用於胸痹心痛、脘腹痞滿脹痛、瀉痢裡急後重。

【用法用量】　內服，五～九克。

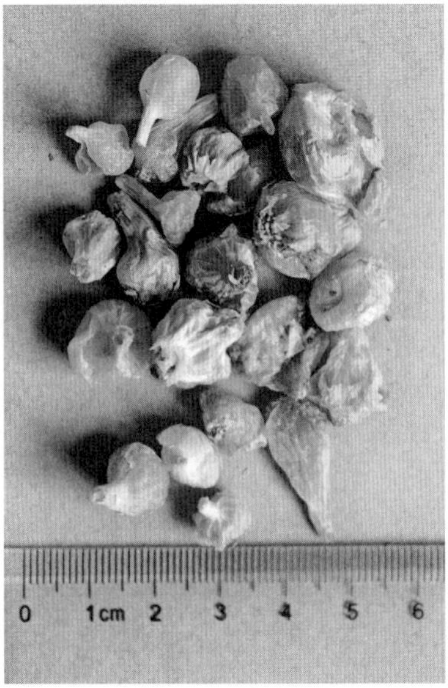

【禁忌】氣虛者慎用，不耐蒜味者少食。

【成分藥理】薤白含有蒜胺酸、甲基蒜胺酸及大蒜糖。具有抑菌、預防動脈粥樣硬化、抗血小板聚集、降血脂等作用。

【藥治】

1. **枳實薤白桂枝湯** 通陽散結，祛痰下氣。治胸陽不振痰氣互結之胸痹。枳實四枚，厚朴四兩，薤白半升，桂枝一兩，瓜蔞一枚（搗碎），以水五升，先煮枳實、厚朴，取二升，去滓，內諸藥，煮數沸，分三次溫服（《金匱要略》）。

2. **薤白湯** 通陽散結，行氣導滯。治中虛冷，不能飲食，食輒不消，羸瘦等。薤白一斤，枳實三兩（炙），大棗十二枚（擘），白米二合，豉七合。以水七升煮薤，餘五升，納諸藥，煮取一升半，分三服。瘥止（《普濟方》）。

3. **瓜蔞薤白白酒湯** 通陽散結，豁痰下氣。治胸痹，症見胸背疼痛、痰多喘悶、氣短不得臥者。瓜蔞實一枚，薤白半升，白酒七升（適量）。三味同煮，取二升，分溫再服（《金匱要略》）。

【食養】

1. **薤白粥** 可用於冠心病之胸悶不舒或心絞痛，老年人慢性腸炎、菌痢。薤白一〇～十五克，白米一〇〇克。洗淨薤白，切成碎米粒狀，同白米放入鍋內煮粥，煮熟後油鹽調味食用。

2. **瓜蔞薤白茶** 可用於胸背疼痛、痰多喘悶等。瓜蔞仁、薤白各八克，半夏四克。研成粗末，沖入沸水、黃酒，蓋悶一〇～二〇分鐘後，即可飲用。

3. **人參薤白粥**　可用於中風後遺症。人參一〇克，薤白十二克，雞蛋（去黃）一個，小米五〇克。先打碎人參，加水用文火煎湯，然後加入小米煮粥，粥將成時下蛋清及薤白，煮熟即可。

鮮白茅根

【別名】　茅針、茅根、蘭根。

【來源】　為禾本科白茅屬植物白茅的根莖。春、秋季採挖，除去鬚根及鱗片狀的葉鞘，洗淨，鮮用或紮把曬乾。選購時以條粗、色白、味甜者為佳。

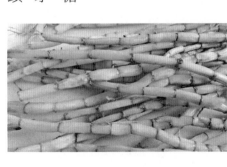

【性味歸經】　性寒，味甘，有毒，歸肺、胃、膀胱經。

【功效主治】　涼血止血、清熱利尿、清肺胃熱。用於血熱出血證、熱淋、水腫、黃疸、胃熱嘔吐、肺熱咳喘。

【用法用量】　煎湯，三〇～六〇克，可搗汁服。

【禁忌】　脾胃虛寒，溲多不渴者慎服。

【成分藥理】　鮮白茅根含糖類化合物：葡萄糖、蔗糖、果糖、木糖等以及澱粉；簡單酸類及鉀鹽：檸檬酸、蘋果酸、草酸等；三萜烯：白茅素、蘆竹素、羊齒醇等；其他尚含類胡蘿蔔素類及葉綠素、維生素、白頭

翁素等。具有顯著縮短出血和凝血時間、利尿、抑制細菌作用。

【藥治】

1. 如神湯　清肺止咳。治肺熱咳喘。茅根一握（生用旋采），桑白皮等分。水二盞，煎至一盞，去渣，食後，溫服（《太平聖惠方》）。

2. 茅根飲子　清熱利尿。治胞絡中虛熱，時小便如血色。茅根一升，茯苓三兩，人蔘二兩，乾地黃二兩。以水五升，煮取一升五合，去滓，分溫五、六服，一日食盡（《外台秘要》）。

3. 二鮮飲　清熱、涼血、化瘀。治虛勞證、痰中帶血。鮮茅根（切碎）四兩，鮮藕（切片）四兩。煮汁常常飲之，旬日中自癒。若大便滑者，茅根宜減半，再用生山藥末三〇克，調入藥汁中，煮作茶湯服之（《醫學衷中參西錄》）。

【食養】

1. 白茅根茶　可用於尿血血淋，小便熱澀刺痛等。白茅根、車前子各三〇克，白糖十五克，洗淨，搗碎，沖入適量沸水泡悶十五分鐘，取汁和入白糖，不拘時代茶頻飲。每日一劑。

2. 桑菊薄荷茶　可用於風熱感冒、頭痛、咳嗽、目赤、咽痛、發熱、口渴等。桑葉一〇克，竹葉十五～三〇克，菊花、白茅根各一〇克，薄荷六克，洗淨上五味藥，放入茶壺內，用開水浸泡一〇分鐘，代茶飲。一日內飲盡。

3. 茅根粥　可用於急性腎炎、小便不利、尿血等。鮮白茅根二〇〇克，白米三〇克，冰糖適量。取鮮茅根去節間小根，洗淨切碎入砂鍋內煎煮取汁，去渣，入白米、冰糖煮至粥熟即可。

鮮蘆根

【別名】 葦根、蘆頭、蘆柴根。

【來源】 為禾本科植物蘆葦的根莖。春、夏、秋挖取，洗淨泥土，剪去殘莖、芽及節上鬚根，剝去膜狀葉，或埋於濕沙中以供鮮用。選購時宜以條粗壯、黃白色、有光澤、無鬚根、質嫩者為佳。

【性味歸經】 性寒，味甘，歸肺、胃經。

【功效主治】 清熱瀉火、生津止渴、除煩、止嘔、利尿。用於熱病煩渴、胃熱嘔吐、肺熱咳嗽、肺癰吐膿、熱淋澀痛。

【用法用量】 內服，三〇～六〇克。

【禁忌】 脾胃虛寒者慎服。

【成分藥理】 含薏苡素、蛋白質、脂肪、碳水化合物、天門冬醯胺、苜蓿素等。具有解熱、鎮靜、鎮痛、降血壓、降血糖、抗氧化及雌性激素樣作用。

【藥治】

1. 二鮮飲　清熱解暑，生津止渴。治外感熱病、肺胃津傷、身熱不退、心煩口渴。鮮蘆根九〇克，鮮竹葉三〇克，水煎服（《蒲輔周醫療經驗》）。

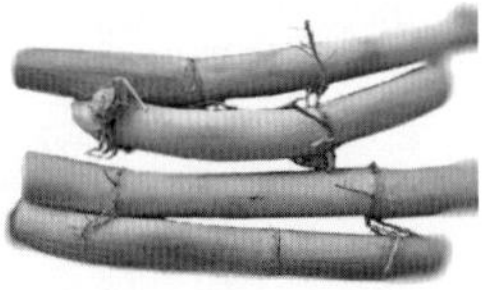

2.蘆根飲子　益氣養陰，清胃降逆。治脾胃積熱、耗氣傷陰、胸膈煩壅、嘔噦不下食。蘆根（銼）六〇克、麥冬（去心）九〇克、人蔘（去蘆頭）三〇克、黃芪三〇克、陳橘皮（湯浸，去白、瓤，焙）三〇克、淡竹茹三〇克（《太平聖惠方》）。

3.蘆根湯　清肺熱，瀉脾火。治脾肺之熱熏目、赤癢生翳。蘆根（銼）、木通（銼）各四十五克，梔子仁、桔梗、黃芩（去黑心）、甘草（炙）各三〇克。用水三〇〇毫升，煎至一五〇毫升，去滓，入地黃汁少許，再煎沸，溫服，不拘時候（《聖濟總錄》）。

【食養】

1.鮮蘆根粥　可用於婦女白帶量多、體質虛弱等。鮮蘆根一〇〇克、青皮五克、白米一〇〇克、生薑兩片。鮮蘆根洗淨後切段，與青皮同放入鍋內，加適量冷水，浸泡三〇分鐘後，武火煮沸，改文火煎二〇分鐘。撈出藥渣，加入洗淨的白米，煮至白米開花，最後放入生薑，一日分兩次溫服。

2.五汁飲　可用於肺胃有熱煩渴，或肺燥乾咳等。梨汁三〇毫升，荸薺汁、藕汁各二〇毫升，麥冬汁一〇毫升，鮮蘆根汁二十五毫升。將五種汁放入鍋內，加水適量，置大火上燒沸，改小火煮三〇分鐘即可。

3.蘆根茶　可用於咽燥咳嗽，咯痰清稀，全身不適，微有畏寒。蘆根三〇克，鮮蘿蔔四〇克，蔥白十二克，青橄欖六枚。上藥切碎，納入熱水瓶中，沖入沸水適量，蓋悶約十五分鐘。頻頻飲用，於一日內飲盡。

4.青果蘆根茶　可用於水痘。青果三〇克，蘆根六〇克。搗碎青果，切碎蘆根，加適量水煎煮，去渣取汁，代茶飲用。

玉竹

【別名】 玉朮、王馬、節地。

【來源】 為百合科黃精屬植物玉竹的根莖。秋季採挖，洗淨，曬至柔軟後，反復揉搓，晾曬至無硬心，曬乾。或蒸透後，揉至半透明，曬乾，切厚片或段用。選購時以條長、肥壯、色黃白光潤、半透明、味甜者為佳。

【性味歸經】 性微寒，味甘，歸肺、胃經。

【功效主治】 養陰潤燥，生津止渴，養心陰，清心熱。用於肺陰虛證、胃陰虛證、熱傷心陰之煩熱多汗、驚悸等證

【用法用量】 內服，六～十二克。

【禁忌】 痰濕氣滯、脾虛便溏者慎服。

【成分藥理】 玉竹含甾體皂苷、黃酮及其糖苷微量元素、胺基酸及其他含氮化合物，尚含有黏液質、

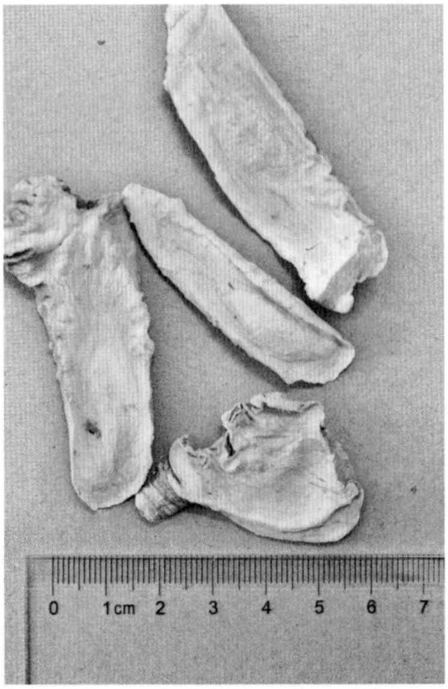

維生素A樣物質等。具有降血糖、降血脂、緩解動脈粥樣斑塊形成、抗氧化等作用。

【藥治】

1. 玉竹麥門冬湯　養陰潤燥，益胃生津。治秋燥傷胃陰。玉竹三錢，麥冬三錢，沙參二錢，生甘草一錢。水五杯，煮取二杯，分二次服（《溫病條辨》）。

2. 益胃湯　益胃生津，潤肺止咳。治陽明溫病，下後汗出，當複其陰。枸沙參三錢，麥冬五錢，冰糖一錢，細生地五錢，玉竹一錢五分（炒香）。水五杯，煮取二杯，分二次服，渣再煮一杯服（《溫病條辨》）。

3. 沙蔘麥冬湯　甘寒生津，清養肺胃。治燥傷肺胃，津液虧損，症見口渴咽乾，或乾咳少痰，舌紅少苔，脈細數者。沙參九克，玉竹六克，生甘草三克，冬桑葉四・五克，麥冬九克，生扁豆四・五克，天花粉四・五克。用水一升，煮取四〇〇毫升，日服二次（《溫病條辨》）。

【食養】

1. 玉竹山藥黃瓜湯　養陰潤燥，生津止渴。可用於陰虛津虧，症見煩渴多飲，消瘦易饑，口乾口臭者。玉竹十五克，山藥十五克，黃瓜一〇〇克，同放入鍋內，加入適量的水和食鹽，用武火燒沸，再改用文火煮三〇分鐘即可食用。

2. 玉竹粥　滋陰潤肺，生津止渴。可用於肺燥陰虛，乾咳少痰或無痰，或高熱病後，煩渴、口乾舌燥、手足心熱等。玉竹十五克（鮮者加倍），白米一〇〇克，冰糖適量。將玉竹水煎取汁，加白米煮為稀粥，調入冰糖，再煮一二沸即成，每日一劑。

3.玉竹瘦肉湯　養陰，潤肺，止咳。可用於肺胃陰液不足出現口乾咽燥，乾咳無痰者。玉竹十五克，豬瘦肉一〇〇克，加清水四碗，煎至兩碗，用食鹽、味精調味即可。

六、全草類

藿香

【別名】　合香、蒼告、山茴香。

【來源】　為唇形科藿香屬植物藿香的地上部分。廣藿香的乾燥地上部分可入藥。枝葉茂盛時採割，日曬夜悶，反復至乾。炮製時，除去殘根和雜質，先抖下葉，篩淨另放；莖洗淨，潤透，切段，曬乾，再與葉混勻。

【性味歸經】　性微溫，味辛，歸脾、胃、肺經。

【功效主治】　芳香化濁，和中止嘔，發表解暑。用於濕濁中阻、脘痞嘔吐、暑濕表證、濕溫初起、發熱倦怠、胸悶不舒、寒濕閉暑、腹痛吐瀉、鼻淵頭痛。

【用法用量】　內服，五～九克。

【禁忌】　陰虛火旺、邪實便祕者慎服。

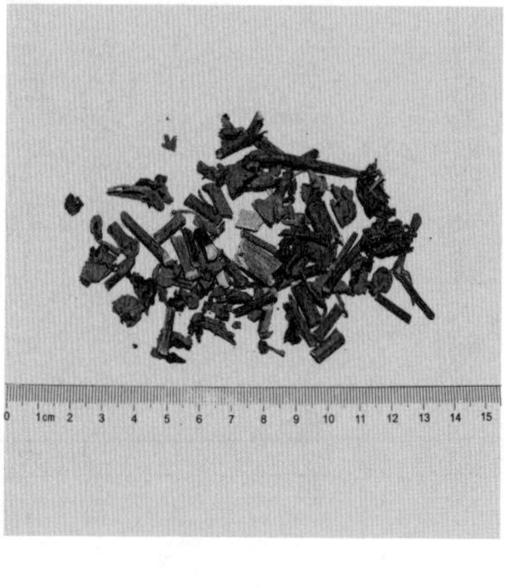

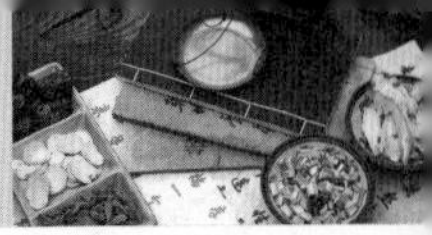

【成分藥理】 廣藿香含揮發油約一・五%，油中主成分為廣藿香醇，占五十二%～五十七%；其他成分有苯甲醛、丁香油酚、桂皮醛廣藿香薁醇、廣藿香吡啶、表愈創吡啶。具有抑真菌、解痙、鎮痛、鎮吐、鎮靜、推進胃腸蠕動、增強胃腸道吸收功能等作用。

【藥治】

1.**回生散** 治霍亂吐瀉。陳皮（去白）、藿香葉（去土）。上等分，每服五錢，水一盞半，煎至七分，溫服，不拘時候（《百一選方》）。

2.**藿香散** 治瘧。高良薑、藿香各半兩。上為末，均分為四服，每服以水一碗，煎至一盞，溫服，未定再服（《雞峰普濟方》）。

3.**治胎氣不安，氣不升降，嘔吐酸水** 香附、藿香、甘草各二錢。為末，每服二錢，入鹽少許，沸湯調服之（《太平聖惠方》）。

【食養】

1.**藿香燒魚** 可用於感暑濕、寒濕、濕溫及濕阻中焦所致寒熱頭昏、胸脘痞悶、食少身困、嘔吐泄瀉。鯰魚切片、醃制半小時。藿香取葉切成條。魚肉煮熟後，放入一部分蔥花和藿香，煮至斷生，出鍋裝盤，表面撒上剩下的蔥花和藿香。

2.**香酥藿香** 祛暑解表、化濕和脾、理氣和胃。取新鮮藿香葉一〇片，洗淨待用。雞蛋一個打入碗中，加入麵粉和適量的水、食鹽調成蛋粉糊狀。藿香葉過一層蛋粉糊後進行油炸，撈起炸定形的藿香葉，將成形的藿香葉倒入沸騰的油鍋中複炸，炸至金黃即可。

3.藿香甜粥　軟糯香甜，藿香味濃，又可化濕行氣，解表祛暑。藿香葉五〇克洗淨，放至鍋裡煮至水色變綠。在二〇〇〇毫升清水中加入糯米一〇〇克、白米二〇〇克，用中小火熬至濃稠，加入先前準備好的藿香汁再煮一會兒，放入白糖攪勻即可。

馬齒莧

【別名】　馬踏菜、馬莧菜。

【來源】　為馬齒科馬齒莧屬植物馬齒莧的全草。馬齒莧是一次播種多次採收，採收是挑采。採摘應在花前，以保持莖葉鮮嫩，新長出的小葉是最佳食用部分。嫩莖頂端可連續掐取，掐取中上部，留莖基部抽生新芽使植株繼續生長，直至霜降。採收時也可間拔，收大留小。

【性味歸經】　性寒，味酸，歸肝、大腸經。

【功效主治】　清熱解毒，涼血止血。主治痢疾、腸炎、腎炎、產後子宮出血、便血、丹毒等病症。

【用法用量】　內服，九～十五克，鮮品三〇～六〇克。外用適量搗敷患處。

【禁忌】　馬齒莧為寒涼之品，脾胃虛弱、受涼

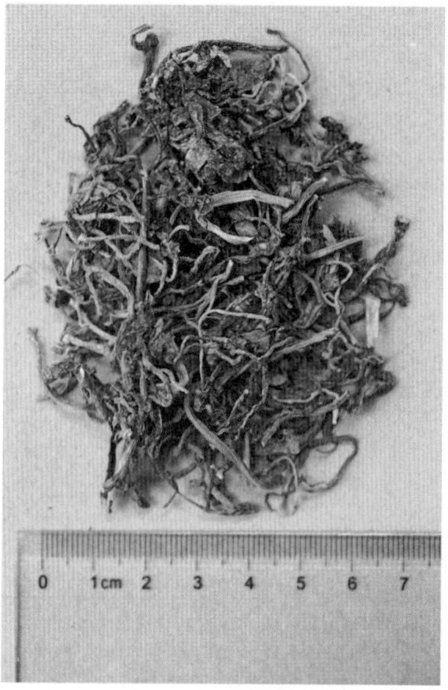

引起腹瀉、大便泄瀉及孕婦忌食；忌與胡椒、該粉同食；不宜與甲魚同食，會導致消化不良、食物中毒等症。

【成分藥理】 全草含大量去甲基腎上腺素和多量鉀鹽（氯化鉀、硝酸鉀、硫酸鉀等，以氧化鉀計算，鮮草含鉀鹽一％，乾草含鉀鹽十七％）。具有抗菌、收縮血管、收縮平滑肌等作用。

【藥治】

1.治赤根疔 搗馬牙齒末，臘月豬脂和敷之，拔根出，亦燒灰用（《千金方》）。

2.治蟲牙作痛 馬牙一枚煅熱投醋中七次，待冷含之（《唐瑤經驗方》）。

3.治疔腫未破 白馬齒燒灰。先以針刺破乃封之，用濕面圍腫處，醋洗去之，根出（《肘後方》）。

4.治內癰未作頭者 馬牙灰和雞子塗之，乾則易（《千金方》）。

【食養】

1.涼拌馬齒莧 具有清熱止痢、烏髮美容的功效。可作為濕熱痢疾、白癜風患者和因缺銅元素而造成白髮患者的輔助食療菜肴。鮮嫩馬齒莧五〇〇克，蒜瓣適量。馬齒莧去根、去老莖，洗淨後下沸水鍋體透撈出。用清水多次洗淨黏液，切段放入盤中。將蒜瓣搗成蒜泥，澆在馬齒莧上，倒入醬油，淋上麻油，食時拌勻即成。

2.馬齒莧粥 具有清熱解毒、健脾養胃的功效。適用於腸炎、痢疾、泌尿系統感染、瘡癰腫毒等病症。鮮馬齒莧一〇〇克，白米五〇克，蔥花五克。馬齒莧去雜洗淨，入沸水中掉片刻，撈出洗去黏液，切碎；油鍋燒熱，放入蔥花煸香，再投馬齒莧，加精鹽炒至入味，出鍋待用；白米淘洗乾淨，放入鍋內，加適量水煮熟，放入馬齒莧煮至成粥，出鍋即成。

3.馬齒莧炒雞絲　具有健脾益胃、解毒消腫的功效。對脾虛不欲飲食、瘡癤腫毒、小便不利等病症患者有一定的輔助食療作用。鮮馬齒莧四〇〇克，雞胸肉一〇〇克，蔥、薑末各一〇克，蛋清一枚。將馬齒莧擇洗乾淨，瀝水備用。雞胸肉切細絲，放碗內，加鹽、味精、料酒抓勻，再放蛋清、濕太白粉抓勻。炒勺置中火上，加油燒至五成熱，下雞絲劃散，倒入漏勺瀝油。炒勺置旺火上，加油燒至七成熱時，煸蔥、薑末，下馬齒莧、料酒、清湯，炒至斷生，下鹽、味精、雞絲炒勻，再放濕澱粉勾薄芡，最後淋香油，裝盤即可。

蒲公英

【別名】　黃花地丁、婆婆丁。

【來源】　本品為菊科植物蒲公英、鹼地蒲公英，或同屬數種植物的乾燥全草。春至秋季花初開時採挖，除去雜質，洗淨曬乾。

【性味歸經】　性寒，味苦、甘，歸肝、胃經。

【功效主治】　清熱解毒、消腫散結、利尿通淋。

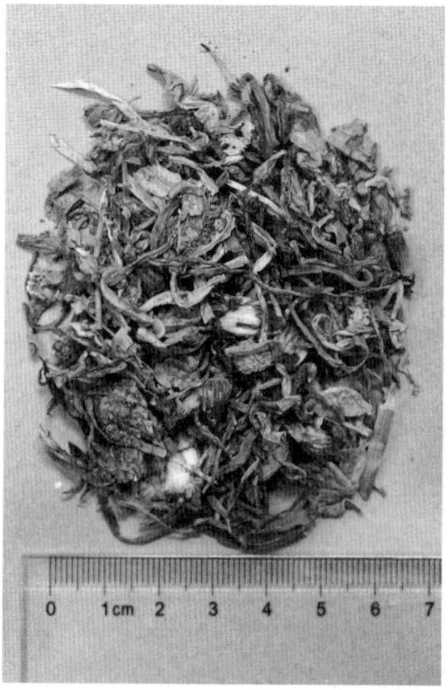

用於疔瘡腫毒、乳癰、瘰鬁、目赤、咽痛、肺癰、腸癰、濕熱黃疸、熱淋澀痛。

【用法用量】 內服，九～十五克，外用鮮品適量搗敷或煎湯熏洗患處。

【禁忌】 陽虛外寒、脾胃虛弱者慎服。

【成分藥理】 含蒲公英甾醇、膽鹼、菊糖、果膠；蒲公英醇、豆甾醇、β—香樹脂醇、β—谷固醇、蒲公英賽醇、蒲公英素、蒲公英苦素和維生素A、維生素B、維生素C等。具有抗病原微生物作用、保肝、利膽，抗胃潰瘍、提升免疫力等作用。

【藥治】

1.治乳癌　蒲公英（洗淨細銼），忍冬藤同煎濃湯，入少酒佐之，服罷，隨手欲睡，是其功也（《本草衍義補遺》）。

2.治急性乳腺炎　蒲公英二兩，香附一兩。每日一劑，煎服兩次（《中草藥新醫療法資料選編》）。

3.治瘰鬁結核，痰核繞項而生　蒲公英三錢，香附一錢，羊蹄根一錢五分，山慈菇一錢，大薊獨根二錢，虎掌草二錢，小一支箭二錢，小九古牛一錢。水煎，點水酒服（《滇南本草》）。

【食養】

1.蒲公英炒肉絲　清熱解毒，利尿散結。可用於疔毒瘡腫、瘰鬁、目赤、便血、便祕、咳嗽、消渴、胃炎、感冒等病症。蒲公英二五〇克，豬肉一〇〇克。蒲公英去雜洗淨，入沸水鍋焯一下，撈出洗淨，擠水切段。豬肉洗淨切絲。將料酒、精鹽、味精、醬油、蔥、薑同放碗中攪勻成料汁。鍋燒熱，下肉絲煸炒，加入料汁炒至肉熟而入味，投入蒲公英炒至入味，出鍋即成。

2.蒸蒲公英　清熱解毒。可用於黃疸、目赤、小便不利、大便祕結等症。蒲公英五〇〇克（二五〇克也可以做），麵粉若干（視情況而定）。蒲公英洗淨、切碎，這時不要直接加麵粉，應將蒲公英控一下水分。待蒲公英水分控的差不多時，開始加入麵粉，和蒲公英一起拌勻。蒸鍋裡放上籠布，把拌好的蒲公英和麵粉均勻鋪在籠布上。在蒸的過程中，為防止太黏，可以加少量油，四〇～五〇分鐘後出鍋，盛在盤上，加入各種作料即可。

3.蒲公英茵陳紅棗湯　治療急性黃疸型肝炎的上等輔療藥物。蒲公英五〇克，茵陳五〇克，大棗一〇枚，白糖五〇克，製成湯即可。

小薊

【別名】　刺兒菜、青青草、薊薊草、刺狗牙、刺薊。

【來源】　本品為菊科植物刺兒菜的乾燥地上部分（帶花全草）。夏、秋二季花開時採割，除去雜質，曬乾。

【性味歸經】　性涼，味甘、苦，歸心、肝經。

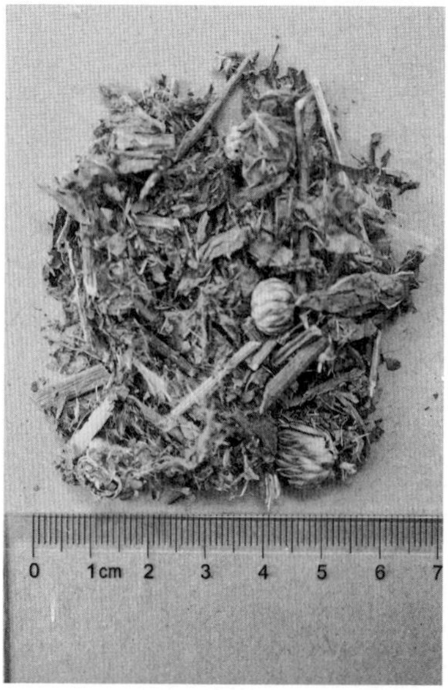

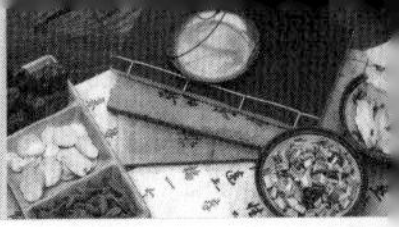

【功效主治】　涼血止血、祛瘀消腫。用於衄血、吐血、尿血、便血、崩漏下血、外傷出血、癰腫瘡毒。

【用法用量】　內服，全草四・五～九克；根狀莖；鮮品三〇～六〇克。外用鮮品適量，搗敷患處。

【禁忌】　脾胃虛寒而無瘀滯者慎服。

【成分藥理】　主要含生物鹼、黃酮、三萜以及簡單酚酸。其中止血活性成分有刺槐素—7—鼠李糖苷、芸香苷、咖啡酸、綠原酸、原兒茶醛以及蒲公英甾醇等。可收縮血管、升高血小板數目、促進血小板聚集及增高凝血酶活性、抑制纖溶，從而加速止血。也有興奮心臟，升壓作用。

【藥治】

1.清心散　治舌上出血兼治大衄。刺薊一握研絞取汁，以酒半盞調服。如無生汁，只搗乾者為末，冷水調下十五克（《聖濟總錄》）。

2.小薊飲　治妊娠胎墮後出血不止。小薊根葉（銼碎）、益母草（去根、切碎）各二五〇克，以水三大碗，煮二味爛熟去滓至一大碗，將藥於銅器中煎至一盞，分作二服，日內服盡（《聖濟總錄》）。

3.涼血五汁飲　治血熱吐血，口乾而渴。鮮藕、鮮地黃、鮮小薊根、鮮牛蒡根各等分。絞汁，每次一杯，加蜂蜜一匙，攪和均勻，不拘時少少飲之（《太平聖惠方》）。

【食養】

1.小薊鍋巴茶　小薊炭三〇克，糯米鍋巴五〇克。取小薊炭、糯米鍋巴共入鍋，加入適量清水，大火煮沸，轉小火熬十五分鐘，去渣取汁，代茶飲。本品涼血、止血。

2.小薊燉肉　小薊三〇克，豬瘦肉二五〇克。豬瘦肉洗淨切塊，與小薊草共放鍋內，加水適量，放入適量鹽、料酒，一起燉煮至肉熟爛即成。本品可滋陰補虛、涼血祛瘀。

3.小薊粥　小薊一〇〇克開水汆過，冷水過涼，切細。白米五〇克冷水浸泡三〇分鐘。取砂鍋煮粥，粥將成時加入小薊。最後加鹽調味，撒上蔥末，淋上香油即可。

香薷

【別名】香菜、香草、香茹。

【來源】本品為唇形科植物石香薷的乾燥地上部分。夏、秋二季莖葉茂盛、果實成熟時採割除去雜質，曬乾。

【性味歸經】性微溫，味辛，歸肺、胃經。

【功效主治】發汗解表、化濕和中、利水消腫。主治夏月感寒飲冷、頭痛發熱、惡寒無汗、胸痞腹痛、嘔吐腹瀉、水腫、腳氣。

【用法用量】內服，三～九克。用於發表，量不宜過

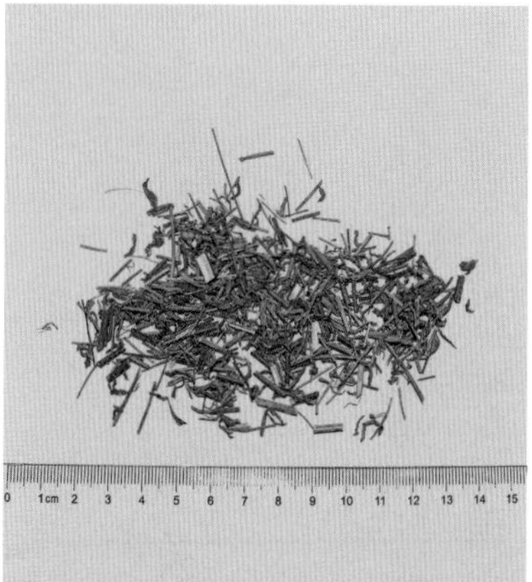

大，且不宜久煎。用於利水消腫，量宜稍大，且須濃煎。

【禁忌】 表虛者慎服。

【成分藥理】 海州香薷含揮發油，密花香薷含有揮發油〇．三%，其中主成分為香薷二醇，還含甾醇、酚性物質和黃酮苷。具有抗病毒、抑菌作用。

【藥治】

1.香薷湯　治脾胃不和、胸膈痞滯、內感風冷、外受寒邪、憎寒壯熱、身體疼痛、肢節倦怠、霍亂嘔吐、脾疼翻胃、中酒不醒、四時傷寒頭痛。香薷（去土）二兩，甘草（炙）半兩，白扁豆（炒）、厚朴（去皮，薑汁炒）、茯神各一兩。上為細末。每服二錢沸湯，入鹽點服（《太平惠民和劑局方》）。

2.香薷二豆飲　化濕消暑。治中暑發熱、暑濕吐瀉等。白扁豆三〇克，香薷十五克，扁豆花五朵，將三者水煎取汁頻飲，每日一劑。

3.刺五加香薷飲　化濕降脂。刺五加、香薷各一〇～十五克，煎服，每日兩次，連用一〇日。

【食養】

1.香薷薄荷茶　清熱除煩，利尿清心。可用於心煩尿赤、口乾口苦。香薷、薄荷、淡竹葉各五克，車前草一〇克，水煎代茶飲。

2.香薷粥　發汗解表，祛暑化濕，利水消腫。可用於夏季外感於寒，內傷暑濕所致的暑濕表症，以及水腫、小便不利等。香薷一〇克，白米一〇〇克，白糖適量。香薷擇淨，放入鍋中，加清水適量，水煎取汁，加白米煮粥，待熟時調入白糖，再煮一二沸即成，每日一～二劑，連續三～五日。

魚腥草

【別名】　側耳根、豬鼻孔、臭草、魚鱗草。

【來源】　本品為三白草科植物蕺菜的乾燥地上部分。夏季莖葉茂盛花穗多時採割，除去雜質，曬乾。

【性味歸經】　性微寒，味辛，歸肺經。

【功效主治】　清熱解毒、消癰排膿、利尿通淋。用於肺癰吐膿、痰熱喘咳、熱痢、熱淋、癰腫瘡毒。

【用法用量】　十五～二十五克，不宜久煎；鮮品用量加倍，水煎或搗汁服。外用適量，搗敷或煎湯熏洗患處。

【禁忌】　虛寒證及陰性瘡瘍慎服。

【成分藥理】　魚腥草地上部分含揮發油，內含抗菌有效成分癸醯乙醛、月桂醛、α—蒎烯和芳樟醇，

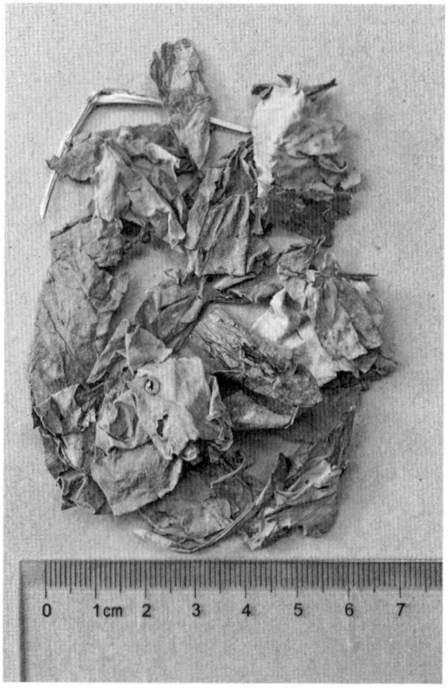

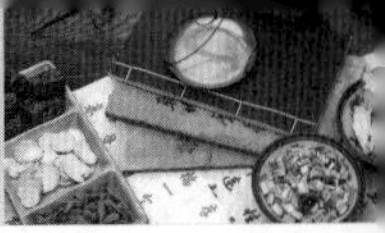

前兩者並有特異臭氣。

【藥治】

1.**治病毒性肺炎，支氣管炎，感冒**　魚腥草、厚朴、連翹各十五克。研末，桑枝五〇克，煎水沖服藥末（《江西草藥》）。

2.**治肺癰吐膿吐血**　魚腥草、天花粉、側柏葉等分，煎湯服之（《滇南本草》）。

3.**複方魚腥草片**　具有清熱解毒的作用，用於外感風熱引起咽喉疼痛、扁桃體炎等。由魚腥草、黃芩、板藍根、連翹組成。

【食養】

1.**魚腥草炒雞蛋**　清熱解毒，滋陰。鮮魚腥草一五〇克，雞蛋四個，蔥花、鹽、油各適量。魚腥草去雜洗淨，切小段，雞蛋打入碗內攪勻。鍋內油燒熱，投入蔥花煸香，放入魚腥草爆炒幾下，倒入雞蛋一起煸炒至成塊，加入適量水和鹽，炒至雞蛋熟而入味即可。

2.**涼拌魚腥草**　魚腥草抗病原微生物，具有增強單核巨噬細胞活性、提高非特異性免疫和抗過氧化等作用。先洗淨魚腥草，切成約三公分長的段，加入鹽、黃酒、香油、味精等調料，拌勻即可食用。

3.**魚腥草燉排骨**　此膳適宜於肺熱咳嗽、痰黃稠，以及肺癰咯吐膿血等。先將魚腥草洗淨煎煮取液，將豬排骨放入砂鍋內，加料酒，倒入魚腥草液燉煮，排骨燉熟後，加入鹽、味精。飲湯食肉，每週燉食兩次。

七、皮類

陳皮

【別名】橘皮、貴老、黃橘皮、紅皮。

【來源】為芸香科植物福橘或朱橘等多種橘類的果皮。一〇月以後採摘成熟果實，剝取果皮，陰乾或曬乾。主產於中國四川、浙江、福建。此外，江西、湖南等地亦產。以皮薄、片大、色紅、油潤、香氣濃者為佳。

【性味歸經】性溫，味辛、苦，歸脾、肺經。

【功效主治】理氣，調中，燥濕，化痰。治胸腹脹滿、不思飲食、嘔吐噦逆、咳嗽痰多。亦解魚、蟹毒。

【用法用量】內服，煎湯，三～九克。

【禁忌】吐血證慎服。

【成分藥理】福橘果皮含揮發油，其中主要為檸檬烯。溫州蜜橘果皮亦含揮發油，油中含異丙烯基甲苯、δ—欖香烯、α—玷巴烯、α—葎草烯、β—葎草烯、β—

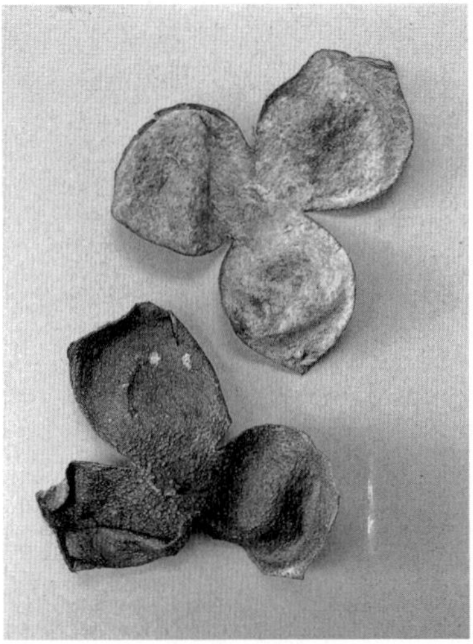

倍半水芹烯、乙酸—α—葎草烯醇酯和甜香味極佳的乙酸孟二烯—1，8—醇—10—酯。果皮中另含橙皮苷、胡蘿蔔素、隱黃素、維生素C、維生素B_1和果膠。各種橘皮均含揮發油，且多含黃酮苷（如橙皮苷）等成分，可改善心臟收縮力。橙皮苷可拮抗腎上腺素引起的血管收縮，有抑菌、抗潰瘍、利膽作用。

【藥治】

1.**寬中丸**　健脾行氣寬中。治脾胃不調，冷氣暴折，客乘於中，寒則氣收聚，聚則壅遏不通，是以脹滿，其脈弦遲。黃橘皮四兩，白朮二兩。上為細末，酒糊和丸如桐子大，煎木香湯下三十丸，食前服（《雞峰普濟方》）。

2.**橘皮竹茹湯**　降逆止呃，益氣清熱。治噦逆。橘皮二升，竹茹二升，大棗三十枚，生薑半斤，甘草五兩，人蔘一兩。上六味，以水一鬥，煮取三升，溫服一升，日三服（《金匱要略》）。

3.**橘皮湯**　行滯，止嘔。治乾嘔噦、手足厥者。橘皮四兩，生薑半斤。上二味，以水七升，煮取三升，溫服一升（《金匱要略》）。

4.**橘皮枳實生薑湯**　降氣通痹。治胸痹，胸中氣塞短氣。橘皮一斤，枳實三兩，生薑半斤。上三味，以水五升，煮取二升，分溫再服（《金匱要略》）。

5.**橘連丸**　健脾消疳。治疳瘦。陳橘皮一兩，黃連一兩五錢（去鬚，米泔浸一日）。上為細末，研入麝香五分，用豬膽七個，分藥入在膽內，漿水煮，候臨熟，以針微紮破，以熟為度，取出以粟米粥和丸綠豆大，每服十丸至二三十丸，米飲下，量兒大小與之，無時。久服消食和氣，長肌肉（《小兒藥證直訣》）。

【食養】

1.橘皮粥　健脾養胃，行氣消脹。可用於胸腹脹滿或咳嗽痰多的人。熬米粥時，粥燒滾前，放入幾小塊乾淨的橘子皮，等粥煮熟後食用。

2.橘皮茶　開胃、通氣、提神。可用於長期伏案工作、胃口不開、精神倦怠之人。把清洗乾淨的橘子皮切成絲、丁或塊，用時可以單獨用開水沖泡，也可以和茶葉一起飲。

3.橘皮酒　清肺化痰。可用於長期抽煙，咳嗽痰多之人。把洗淨曬乾的橘子皮適量浸泡在白酒中，大約二〇日之後就可以飲用。如果浸泡時間稍長，酒味更佳。

肉桂

【別名】　玉桂、牡桂、玉樹、大桂。

【來源】　為樟科樟屬植物肉桂的乾皮、枝皮。用肉桂皮從莖和枝條剝取，擱置乾燥後，捲曲成卷。有的品種則為刮取。刮取者薄而為亮紅褐色，未刮過的樹皮厚而為灰色。肉桂粉淺紅褐色。中國產肉桂的香味稍遜於越南和印尼產者，三者均具芳香，味甜而

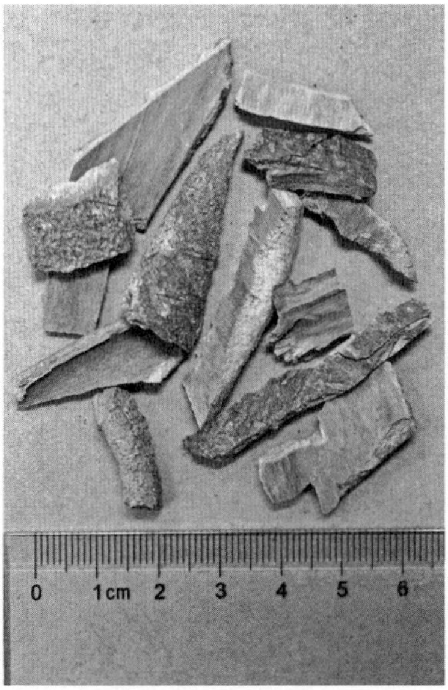

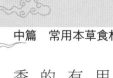

辣。

【性味歸經】 性熱，味辛、甘，歸腎、脾、心、肝經。

【功效主治】 治命門火衰，肢冷脈微，亡陽虛脫，腹痛泄瀉，寒疝奔豚，腰膝冷痛，經閉癥瘕，陰疽，流注，及虛陽浮越，上熱下寒。

【用法用量】 內服：煎湯，二～五克，不宜久煎；研末，〇・五～一・五克；或入丸劑。外用：適量，研末，調敷；浸酒，塗擦。

【禁忌】 有小毒，用量不宜過大。

【成分藥理】 含揮發油（桂皮油）、桂皮醛、桂皮酸。具有改善心功能、擴張血管、抗心肌炎、增強消化系統功能、抗潰瘍、抑制胃腸運動；興奮內分泌系統功能；抗炎、鎮痛等作用。

【藥治】

1.腎氣丸　補腎助陽。治腎陽不足證。腰痛腳軟，身半以下常有冷感，少腹拘急，小便不利，或小便反多，入夜尤甚，陽痿早洩，舌淡而胖，脈虛弱，尺部沉細或沉弱而遲，以及痰飲、水腫、消渴、腳氣、轉胞等。牡丹皮、白茯苓、澤瀉各三兩，熟乾地黃八兩，山茱萸、山藥各四兩，附子（炮，去皮、臍）、肉桂（去粗皮）各二兩。上為末，煉蜜丸如梧子大。每服十五丸至二十五丸，溫酒下。空心食前，日二服（《金匱要略》）。

2.右歸丸　溫補腎陽，填精止遺。治腎陽不足，命門火衰，腰膝酸冷，精神不振，怯寒畏冷，陽痿遺精，大便溏薄，尿頻而清。大懷熟地八兩，山藥（炒）四兩，山茱萸（微炒）三兩，枸杞（微炒）四兩，鹿角膠（炒珠）四兩，菟絲子（制）四兩，杜仲（薑湯炒）四兩，當歸三兩（便溏勿用），肉桂二兩（漸可加至四兩），制附子二兩（漸可加至五六兩）。上藥先將熟地蒸爛杵膏，加煉蜜丸如彈子大，每嚼服二三丸，以滾白湯送下（《景岳全書》）。

3.桂心散　益心脾，補氣血。桂心一兩，高良薑一兩（銼），當歸一兩（銼，微炒），草豆蔻一兩半（去皮），厚朴二兩（去粗皮，塗生薑汁（炒）令香熟），人參一兩（去蘆頭）。上件藥，搗篩為散，每服三錢，以水一中盞，煎至六分，去滓，不計時候，稍熱服（《太平聖惠方》）。

【食養】

1.羊肉肉桂湯　溫中健胃，暖腰膝。可用於腹冷、氣脹等。將六克桂皮放在五〇〇克左右的燉肉中，燉熟之後，吃肉喝湯皆可。

2.肉桂紅糖茶　可用於月經來潮時腹脹痛，或婦女產後腹痛。桂皮三～六克，紅糖十二克，水煎去渣，分兩次溫服。

3.肉桂膏　可用於小兒腹瀉。桂皮六克，丁香六克，共研細末，放入膏藥中，貼患兒肚臍。

阿膠

【別名】盆覆膠、驢皮膠。

【來源】本品為馬科動物驢的皮經熬煮、濃縮而成。

【性味歸經】性平，味甘，歸肝、肺、腎經。

【功效主治】補血滋陰，潤燥，止血。用於血虛萎黃，眩暈心悸，心煩不眠，肺燥咳嗽。

【用法用量】烊化兌服，三～九克。

【禁忌】脾胃虛弱、消化不良者慎服。

【成分藥理】呈整齊長方形塊狀，通常長約八

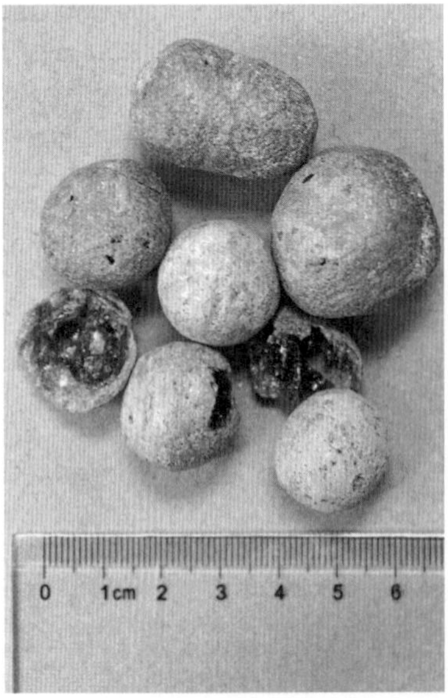

・五公分，寬約三・七公分，厚約○・七或一・五公分。表面棕黑或烏黑色，平滑，有光澤，對光照視略透明。質堅脆易碎，斷面棕黑色或烏黑色，平滑，有光澤。氣微弱，味微甜。阿膠是一類明膠蛋白，水解可產生多種胺基酸，並有二○種金屬元素，能補血、抗休克、防治進行性肌營養障礙症等。

【藥治】

1. **豬苓湯**　治水熱互結證。豬苓（去皮）、茯苓、澤瀉、阿膠、滑石（碎）各一○克，以水四升，先煮四味，取兩升，去滓，內阿膠烊消，溫服七合，日三服（《金匱要略》）。

2. **炙甘草湯**　治陰血陽氣虛弱，心脈失養證。脈結代，心動悸，虛羸少氣，舌光少苔，或質乾而瘦小者；虛勞肺痿。炙甘草、乾地黃、生白芍各十八克，麥冬（不去心）十五克，阿膠、麻仁各九克。以水八杯，煮取三杯，分三次服（《溫病條辨》）。

3. **膠艾湯**　治男子絕傷，或從高墮下，傷損五臟，微者唾血，甚者吐血及金瘡傷經內絕；婦人產後及崩中傷下血多，虛喘欲死，腹痛下血不止。阿膠（炙）三兩，艾葉（熬）三兩，芍藥三兩，乾地黃三兩，當歸二兩，乾薑二兩，芎藭二兩，甘草（炙）二兩（《千金翼方》）。

【食養】

1. **阿膠黃酒**　可用於一般血虛證。阿膠二五○克，黃酒三○毫升置鍋內，隔水加蓋蒸二～三小時，待其全部溶化後取出即可。每日一～二次，每次服兩匙。

2. **芝麻、核桃阿膠膏**　可用於腰酸怕冷、耳鳴和陰虛或腎虧等。阿膠一五○克，砸碎，黃酒

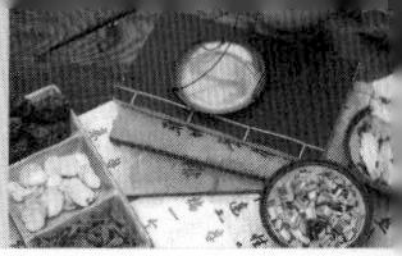

三五〇毫升，浸泡一週。待阿膠呈海綿狀，略加水燉化，加入黑芝麻、核桃仁適量，加上冰糖二五〇克，蒸一小時，不斷攪拌，冷卻即成凍膏。每日早晚各一～二匙，溫開水沖服。

3.人參、桂圓阿膠膏　可用於氣虛疲乏無力，兼有心悸畏寒。阿膠一五〇克，黃酒三五〇毫升，浸泡呈海綿狀，略加水燉化，加入適量人參煎液或人參粉，配入桂圓肉拌勻，加冰糖蒸大約一小時。冷卻成凍膏，每日早晚各一至兩匙服用。

蜂蜜

【別名】　蜂糖、白蜜、食蜜、百花精等。

【來源】　為蜜蜂科昆蟲中華蜜蜂或義大利蜂所釀的蜜。春至秋季採收，濾過。

【性味歸經】　性平，味甘，歸肺、脾、大腸經。

【功效主治】　補中，潤燥，止痛，解毒。用於脘腹虛痛，肺燥乾咳，腸燥便祕；外治瘡瘍不斂，水火燙傷。

【用法用量】　內服，十五～三〇克。

【禁忌】　禁與生蔥同服。

【成分藥理】　在蜂巢中釀成的糖類物質，主含葡萄糖、果糖；

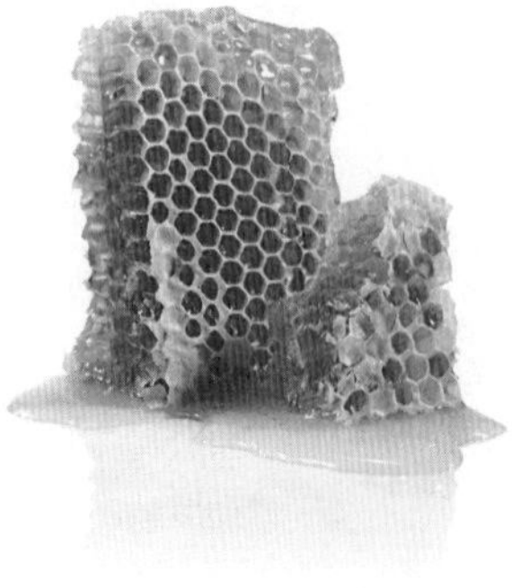

其他還含蔗糖、糊精、有機酸、蛋白質、揮發油、蠟、花粉粒、維生素B_1、B_2、B_6、C、K、H、澱粉酶、氨基轉移酶、過氧化酶、酯酶、生長刺激素、乙醯膽鹼、菸鹼酸、泛酸、胡蘿蔔素、無機元素鈣、硫、磷、鎂、鉀、鈉、碘等。

【藥治】

1. **治咳嗽**　白蜜一斤，生薑二斤（取汁）。上二味，先秤銅銚，知斤兩訖，納蜜複秤知數，次納薑汁，以微火煎令薑汁盡，惟有蜜斤兩在，止。旦服如棗大，含一丸，日三服。禁一切雜食（《千金方》）。

2. **治上氣咳嗽，喘息，喉中有物，唾血**　杏仁、生薑汁各二升，糖、蜜各一升，豬膏二合。上五味，先以豬膏煎杏仁黃，出之，以紙拭令淨，搗如膏，合薑汁、蜜、糖等，合煎令可丸。服如杏核一枚，日夜六、七服，漸漸加之（《千金方》）。

3. **治陽明病，自汗出，若發汗，小便自利者，此為津液內竭，雖硬不可攻之，當須自欲大便**　食蜜七合。於銅器內，微火煎，當須凝如飴狀，攪之勿令焦著，欲可丸，並手撚作梃，令頭銳，大如指，長二寸許，當熱時急作，冷則硬。以內穀道中，以手急抱，欲大便時乃去之（《傷寒論》）。

【食養】

1. **便祕**　可用於習慣性便祕，老年和孕婦便祕。每晨內服，或用二〇%蜂蜜水灌腸。

2. **貧血**　可用於低色素性貧血。治療後紅血球與血紅蛋白有顯著的增加。每日用八〇～一〇〇克，分三次服。

雞內金

【別名】 雞肫皮。

【來源】 本品為雉科動物家雞的乾燥砂囊內壁。殺雞後，取出雞肫，趁熱立即剝下內壁（不要先用水洗，否則難剝離且易破碎），洗淨，乾燥。

【性味歸經】 性平，味甘，歸脾、胃、小腸、膀胱經。

【功效主治】 健胃消食，澀精止遺。用於食積不消，嘔吐瀉痢，小兒疳積，遺尿，遺精。

【用法用量】 內服，煎湯，三～九克；或入丸、散。外用，焙乾研末調敷或生貼。

【禁忌】 脾虛無積者慎服。

【成分藥理】 雞內金含胃激素，角蛋白，微量胃蛋白酶，澱粉酶，多種維生素。出生四～八週的小雞砂囊內膜還含有膽汁三烯和膽綠素的黃色衍生物，並含賴胺酸、組胺酸、精胺酸、谷氨酸、天冬胺酸、亮胺酸、蘇胺酸、絲胺酸、甘胺酸、丙胺酸、異亮胺

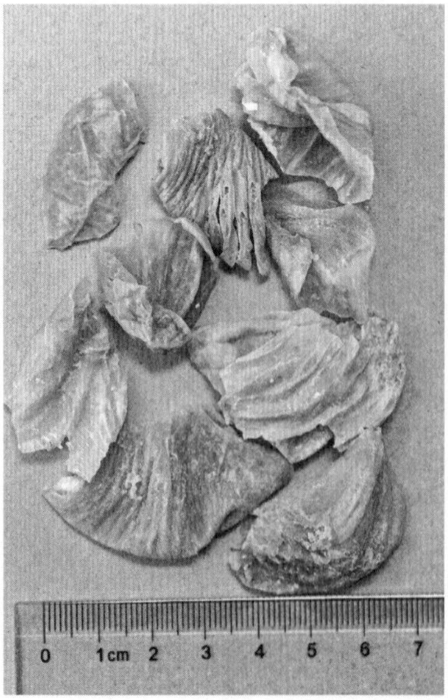

酸、酪胺酸、苯丙胺酸、脯胺酸、色胺酸等18種胺基酸及鋁、鈣、鉻、鈷、銅、鐵、鎂、錳、鉬、鉛、鋅等微量元素。

【藥治】

1. 治食積腹滿　雞內金研末，乳服（《本草求原》）。

2. 治痞氣積　黃牛腦一個（同雞膍胵酒浸一宿），公雞毗胵一個，樸硝一碗（提淨），輕粉、沉香、砂仁、木香各一錢。上件牛腦用銅鍋焙乾，將各項藥入杵千下，焙。每服一錢，燒酒調下，日三服（《太平聖惠方》）。

3. 治反胃，食即吐出，上氣　雞膍胵燒灰，酒服（《千金方》）。

【食養】

1. 雞內金粥　可用於消化不良，食積不化，小兒疳積、遺尿、遺精及泌尿系結石等。雞內金五克、白米五〇克，先將雞內金擇淨，研為細末備用。先取白米淘淨，放入鍋內，加清水適量煮粥，待沸後調入雞內金粉，煮至粥成服食，每日一劑，連續三～五日。

2. 砂仁雞內金橘皮粥　可用於小兒疳積，胃納減少，噁心嘔吐，消化不良，煩躁哭鬧等症。雞內金、陳皮各五克，砂仁三克，白米六〇克，白糖適量。將雞內金、砂仁、乾橘皮共研成細末，待粥熬至將熟時下入，直至粥熟爛離火，調入白糖即成。每日一劑，連用七～一〇日。

牡蠣

【別名】 蠔塘蠣蛤、古賁、左顧牡蠣、牡蛤。

【來源】 為牡蠣科牡蠣屬動物近江牡蠣、長牡蠣及大連灣牡蠣等的貝殼。牡蠣藥材全年可採收，將牡蠣去肉、洗淨，曬乾可得。

【性味歸經】 性微寒，味鹹，歸肝、膽、腎經。

【功效主治】 平肝潛陽，重鎮安神，軟堅散結，收斂固澀。用於眩暈耳鳴、驚悸失眠、瘰鬁癭瘤、癥瘕痞塊、自汗盜汗、遺精、崩漏、帶下。

【用法用量】 內服，煎湯，十五~三〇克，先煎，或入丸、散。外用，適量，研末乾撒或調敷。

【禁忌】 急慢性皮膚病患者忌食；脾胃虛寒、慢性腹瀉者不宜多吃。

【成分藥理】 含八〇%~九十五%的碳酸鈣、磷酸鈣及硫酸鈣，並含鎂、鋁、矽及氧化鐵等，牡蠣煅燒後碳酸鹽分解，產生氧化鈣等。牡蠣原動物含糖原，牛磺酸，十種必需胺基酸，谷胱甘肽，維生素A、

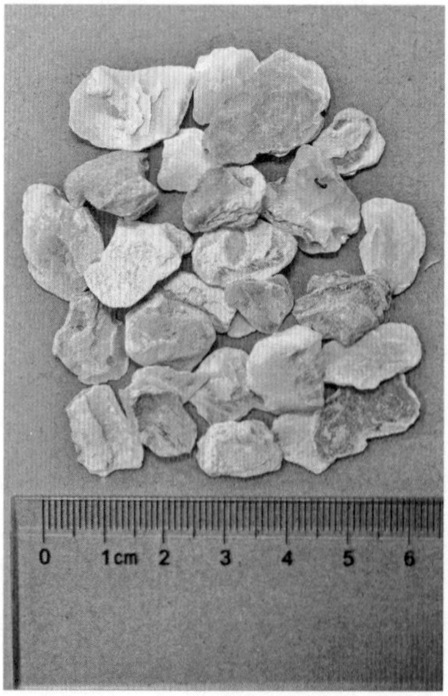

B_1、B_2、D，無機質如銅、鋅、錳、鉬、磷及鈣等，其中所含的亮胺酸、精胺酸、瓜胺酸含量最豐富，是迄今為止人類所發現含量最高的海洋物種之一。

【藥治】

1.牡蠣散　主治體虛自汗、盜汗證。牡蠣、白朮、防風各三兩。治下篩，酒服方寸匕，日二（《千金方》）。

2.瓜蔞牡蠣散　主治百合病、陰虛內熱、虛陽上浮、口渴口乾、脈微數。瓜蔞根、牡蠣（熬），等分。為細末，飲服方寸匕，日三服（《金匱要略》）。

3.一甲煎　主治溫病下後傷陰，大便溏甚，一日三、四次，脈仍數者。治溫病下後，大便溏甚，周十二時三四行，脈仍數者，生牡蠣二兩。研細，水八杯，煎服三杯，分溫三服（《溫病條辨》）。

【食養】

1.蠣黃湯　鮮牡蠣二五〇克，豬瘦肉一〇〇克，切薄片。拌少許太白粉，放沸水中煮熟即成。略加食鹽調味，吃肉、飲湯。源於《本草拾遺》，用於久病陰血虛虧、婦女崩漏失血、體虛少食、營養不良等。

2.蠣肉帶絲湯　蠣肉二五〇克，海帶五〇克。將海帶用水發脹，洗淨切細絲，放水中煮至熟軟後，再放入牡蠣肉同煮沸，以食鹽、豬脂調味即成。用於小兒體虛，肺門淋巴結核、頸淋巴結核，或有陰虛潮熱盜汗，心煩不眠等。

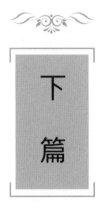

下篇

張景岳的枕中之秘

一、張景岳養生枕秘

張景岳（一五六三—一六四〇），名介賓，字惠卿，號景岳，別號通一子。浙江紹興人。祖籍四川綿竹，明代著名醫家，越醫代表人物。

張景岳少年時隨父遊歷京師（今北京），拜名醫金英為師，盡得所傳。壯年投筆從戎，遍曆東北各地，後卸職回京，以醫為業。明代黃宗羲《張景岳傳》稱「謁病者輻輳其門，沿邊大帥皆遣金幣致之」（《南雷文定》）。晚年隱居山陰，一面懸壺濟世，一面潛心著述。張氏對《黃帝內經》深有研究，對「醫易同源」的思想作了深入闡發，提出「易之為書，一言一字，皆藏醫學之指南；一象一爻，咸寓尊生之心鑒」「易具醫之理，醫得易之用」。其學術初從朱丹溪「陽常有餘，陰常不足」說，中年以後，隨著醫理研究深入，又予以否定，提出「陽非有餘，真陰不足」論，重視命門在人體中的重要作用，主張補益真陰真陽，慎用寒涼攻伐，擅用溫補之劑，創制左歸、右歸等方劑，因好用熟地，有「張熟地」之稱，為溫補派代表人物。先後用三十年時間編成《類經》，以類分門，詳加注釋，條理井然。又編著《類經圖翼》《類經附翼》及《質疑錄》。晚年結合畢生臨床經驗撰成《景岳全書》。清《四庫全書》「景岳全書」條稱其「專以溫補為宗，頗足以糾鹵莽滅裂之弊，於醫術不為無功。至於沿其說者，不察証候之標本，不究氣血之盛衰，概補概溫，謂之王道，不知誤施參桂，亦足戕人。則矯枉過直，其失與寒涼攻伐等矣」

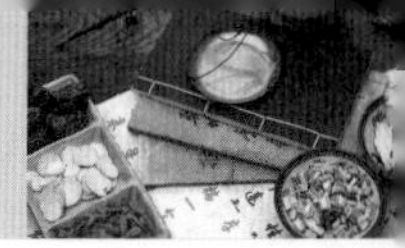

「知陰陽不可偏重，攻補不可偏廢，庶乎不至除一弊而生一弊也」，可謂持平之論。

《新方八略》和《新方八陣》是《景岳全書》中關於方劑學的部分。人們常說「用藥如用兵」。張景岳早年從戎，精於韜略。他把治病立法比作戰略戰術，把立方選藥喻為兵種兵陣。《八略》專論治則治法，《八陣》分列方藥主治。《本草正》是《景岳全書》中關於本草學的部分，記載了張景岳臨證用藥心得。

「八略」，分補略、和略、攻略、散略、寒略、熱略、固略和因略。根據「八略」，分列「八陣」。分「古方八陣」與「新方八陣」。《古方八陣》中選錄歷代名方、效方，此外另載婦人、小兒、痘疹、外科等古方九二二張。《新方八陣》是張景岳自己創造的方劑，共一八六張，亦分八類。他自己說：「此其中有心得焉，有經驗焉，有補古之未備焉。」每一方後都附辨證加減法，其中有不少是至今還常用的名方，如左歸丸、右歸丸、金水六君煎、玉女煎、理陰煎等。從「新方」的立方用意和常用藥物中可以看出張景岳的學術思想，而提倡藥補和食補並用，則是他的一大特色。

以藥物為主，補益陰陽之虧損，是藥補的主要目的；以食物為輔，扶助正氣的虛衰，是食補的主要功用。就一般而論，藥補力峻而效快，食補力緩而效慢。但藥物性味偏頗較大，久服易導致「氣增而久，夭之」的後果；而食物性味較平和，久服則無此弊。故景岳在制溫補脾腎方時，提倡藥補和食補並用。他指出：「人之所賴，藥食為天，氣味得宜，五宮強矣。」這樣既發揮了藥物力峻之長，又以食物之性來緩和藥物之偏，避免藥物之毒克伐正氣，還可借食物養正之力加強藥物補益之功。例如他所制的五十八首溫補脾腎方中，藥食合補方就有三十一首，占五十三%。所使用的食物就達十九味之多，其中既有草木之品如扁豆、山藥等，又有血肉有情之品如人乳、羊腰等。扁豆甘溫輕清緩補，培土運脾；山藥甘淡，健脾補虛；而人乳甘平，能「補血、充液、填精、化氣」；羊腰則甘溫無毒，最能補腎氣，益精髓。由這些食物與藥物配伍組成的溫補脾腎的歸腎丸、蟠桃果等方劑，就能最大限度發揮藥食配伍的「相須」「相畏」作用，頗合《素問・臟氣法時論》所要求的「五穀為養，五果為助，五畜為益，五菜為充」的原則。特別值得重視的是景岳這種藥補與食補並用的思想，體現在他延年益壽的方法中。景岳認為，脾腎作先後二天之本，在延年益壽中有決定作用。人之壽夭，決定於先天陽氣，培養於後天脾胃。若先天不足者，只要注重後天的培養亦可達到延年益壽。因此，景岳主張立足於充養陽氣，以防形體早衰，填補精血以延年而益壽。所以在制方時，他採用了「純正無損而最宜於胃氣」的穀食與藥物合用的方法。常用熟地、枸杞子、菟絲子、山茱萸、人蔘等藥物配合胡桃肉、芡實、蓮米、糯米、羊腰、人乳等食物，組成了諸如養元粉、蟠桃果、玄武豆、贊化血餘丹等名方。這些方劑在延緩衰老、強身益壽上都有良好的功效。

二、張景岳養生食療方

養元粉

大能實脾養胃氣。

糯米一升，水浸一宿，瀝乾，漫火炒熟　**山藥**炒　**芡實**炒　**蓮肉**各三兩　**川椒**去目及閉口者，炒出汗，取紅末二三錢

右為末，每日饑時，以滾水一碗，入白糖三匙化開，入藥末一二兩調服之。或加四君、山楂肉各一二兩更妙。

（《景岳全書》卷之五十一德集・新方八陣・補陣・二五）

玄武豆

羊腰子五十個　**枸杞**二斤　**補骨脂**一斤　**大茴香**六兩　**小茴香**六兩　**肉蓯蓉**十二兩，大便滑者去之　**青鹽**八兩，如無蓯蓉此宜十二兩　**大黑豆**一斗，圓淨者，淘洗淨

右用甜水二斗，以砂鍋煮前藥七味，至半乾，去藥渣，入黑豆，匀火煮乾為度。如有餘汁，

俱宜拌滲於內。取出用新布攤晾曬乾，磁瓶收貯。日服之，其效無窮。如無砂鍋，即鐵鍋亦可。若陽虛，加制附子一二兩更妙。

（《景岳全書》卷之五十一德集・新方八陣・補陣・二六）

蟠桃果

治遺精虛弱，補脾滋腎最佳。

芡實一斤，炒　**蓮肉**去心，一斤　**膠棗肉**一斤　**熟地**一斤　**胡桃肉**去皮，二斤

右以豬腰六個，摻大茴香蒸極熟，去筋膜，同前藥末搗成餅。每日服二個，空心食前用滾白湯或好酒一二鐘送下。此方凡人蔘、制附子俱可隨意加用。

（《景岳全書》卷之五十一德集・新方八陣・補陣・二七）

綠豆飲

凡熱毒勞熱，諸火熱極不能退者，用此最妙。用綠豆不拘多寡，寬湯煮糜爛，入鹽少許，或蜜亦可。待冰冷，或厚或稀或湯，任意飲食之，日或三四次不拘。此物性非苦寒，不傷脾氣，且善於解毒除煩，退熱止渴，大利小水，乃淺易中之最佳最捷者也。若火盛口甘，不宜厚味，但略

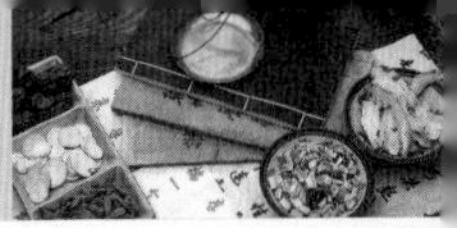

煮半熟，清湯冷飲之，尤善除煩清火。

（《景岳全書》卷之五十一德集・新方八陣・寒陣・十四）

雪梨漿

解煩熱，退陰火，此生津止渴之妙劑也。用清香甘美大梨，削去皮，別用大碗盛清冷甘泉，將梨薄切浸於水中，少頃，水必甘美，但頻飲其水，勿食其粗，退陰火極速也。

（《景岳全書》卷之五十一德集・新方八陣・寒陣・十六）

黏米固腸糕

治脾胃虛寒，或因食滯氣滯，腹痛泄瀉久不止者，多服自效。用白糯米滾湯淘洗，炒香熟為粉，每粉一兩，加乾薑末炒熟者二分半，白糖二錢，拌勻，於饑時用滾水調服一二兩。如有微滯者，加陳皮炒末二分，或砂仁末一分俱妙。一法用陳老米粉亦妙。此與古方固類四十九泄瀉經驗方大同小異，並補陣養元粉略同。

（《景岳全書》卷之五十一德集・新方八陣・固陣・七）

敦阜糕

治久瀉久痢，腸滑不固妙方，及婦人帶濁最佳。

白麵炒黃，二兩　**冬白朮**炒黃，一兩　**破故紙炒**，五錢

右共為末。臨服時加白糖，隨宜用清滾湯，食前調服如糕法。如胃寒者，每一兩加乾薑炒末五分或一錢。如氣有不順，或痛，或嘔，每末一兩。加丁香一錢。如滑泄不禁者，每兩加粟殼末炒黃一錢。若以作丸，則宜三味等分用。即名敦阜丸。

（《景岳全書》卷之五十一德集・新方八陣・固陣・十）

三、張景岳養生食療藥材選介

丁香

味大辛，氣溫，純陽。入腎、胃、肺臟。能發諸香，辟惡去邪，溫中快氣。治上焦呃逆翻胃，霍亂嘔吐，解酒毒，消痃癖奔豚陰寒，心腹脹滿冷痛，煖下焦腰膝寒疼，壯陽道，抑陰邪，除胃寒瀉痢，殺鬼疰蠱毒，疳蝕諸蟲，辟口氣，堅齒牙，及婦人七情五鬱，小兒吐瀉，痘瘡胃

寒，灰白不發。

（《景岳全書》卷之四十九大集・本草正下・百五二）

槐蕊

味苦，性寒。清心、肺、脾、肝、大腸之火，除五內煩熱，心腹熱疼，療眼目赤痛熱淚。炒香嚼咽，治失音喉痹，止吐血衄血，腸風下血，婦人崩中漏下，及皮膚風熱，涼大腸，殺疳蟲，治癰疽瘡毒，陰瘡濕癢，痔漏，解楊梅惡瘡，下疳伏毒，大有神效。

（《景岳全書》卷之四十九大集・本草正下・百六六）

金銀花

一名忍冬。味甘，氣平，其性微寒。善於化毒，故治癰疽、腫毒、瘡癬，楊梅風濕諸毒，誠為要藥。毒未成者能散，毒已成者能潰。但其性緩，用須倍加。或用酒煮服，或搗汁摻酒頓飲，或研爛拌酒厚敷。若治瘰鬁，上部氣分諸毒，用一兩許，時常煎服，極效。

（《景岳全書》卷之四十八大集・本草正上・百十一）

甘菊花

白菊花根善利水，搗汁和酒服之，大治癃閉，味甘色黃者，能養血散風，去頭目風熱，眩暈疼痛，目中翳膜，及遍身遊風風疹。作枕明目，葉亦可用。味苦者性涼，能解血中鬱熱，清頭目，去風熱眼目腫痛流淚。根葉辛香，能消癰毒，止疼痛。

（《景岳全書》卷之四十八大集・本草正下・五十）

野菊花

一名苦薏。根葉莖花皆可同用。味苦辛。大能散火散氣，消癰毒疔腫瘰癧，眼目熱痛，亦破婦人瘀血。孫氏治癰毒方，用野菊花連根葉搗爛酒煎，熱服取汗，以渣敷之；或同蒼耳搗汁，以熱酒沖服。冬月用乾者煎服，或為末酒服亦可。

（《景岳全書》卷之四十八大集・本草正上・五一）

大茴香

味辛，氣溫，入心腎二臟。氣味香甜，能升能降，最暖命門。故善逐膀胱寒滯，疝氣腰疼，亦能溫胃止吐，調中止痛，除霍亂反胃，齒牙口疾，下氣解毒，兼理寒濕腳氣。調和諸饌，逐臭生香。

（《景岳全書》卷之四十九大集・本草正上・二二四）

棗仁

味微甘，氣平。其色赤，其肉味酸，故名酸棗。其仁居中，故性主收斂而入心。多眠者生用，不眠者炒用。寧心志，止虛汗，解渴去煩，安神養血，益肝補中，收斂魂魄。

（《景岳全書》卷之四十九大集・本草正下・百五九）

枸杞

味甘微辛，氣溫，可升可降。味重而純，故能補陰；陰中有陽，故能補氣，所以滋陰而不致陰衰，助陽而能使陽旺。雖諺云離家千里，勿食枸杞，不過謂其助陽耳，似亦未必然也。此物微助陽而無動性，故用之以助熟地最妙。其功則明耳目，壯神魂，添精固髓，健骨強筋，善補勞傷，尤止消渴。真陰虛而臍腹疼痛不止者，多用神效。

（《景岳全書》卷之四十九大集・本草正下・百五六）

木瓜

味酸，氣溫。用此者，用其酸斂，酸能走筋，斂能固脫。入脾、肺、肝、腎四經，亦善和胃。得木味之正，故尤專入肝，益筋走血，療腰膝無力，腳氣引經所不可缺。氣滯能和，氣脫能固。以能平胃，故除嘔逆霍亂轉筋，降痰去濕行水。以其酸收，故可斂肺禁痢，止煩滿，止渴。

（《景岳全書》卷之四十九大集・本草正下・二一三）

砂仁

味辛微苦，氣溫。和脾行氣，消食逐寒，除霍亂，止噁心。消脹滿，安氣滯之胎；卻腹痛，治臟寒之瀉。止小便瀉痢，快胸膈開痰。平氣逆咳嗽，口齒浮熱；止女子崩中，鬼氣奔豚。欲其溫暖，須用炒研。入肺腎膀胱，各隨使引。亦善消化銅鐵骨哽。

（《景岳全書》卷之四十八大集・本草正上・八九）

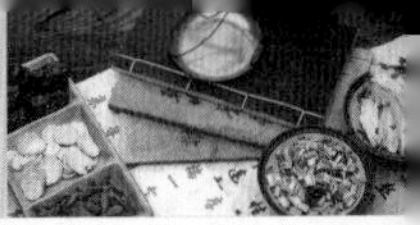

山楂

味甘微酸，氣平，其性善於消滯。用此者，用其氣輕，故不甚耗真氣。善消宿食痰飲吞酸，去瘀血疼痛，行結滯，驅膨脹，潤腸胃，去積塊，亦祛頹疝。仍可健脾，小兒最宜。亦發瘡疹。婦人產後兒枕痛，惡露不盡者，煎汁入砂糖服之，立效。煮汁洗漆瘡亦佳。腸滑者少用之。

（《景岳全書》卷之四十九大集・本草正下・二一八）

烏梅

味酸澀，性溫平。下氣，除煩熱，止消渴吐逆，反胃霍亂，治虛勞骨蒸，解酒毒，斂肺癰肺痿，嗽喘急，消癰疽瘡毒，喉痹乳蛾，澀腸止冷熱瀉痢，便血尿血，崩淋帶濁，遺精夢泄，殺蟲伏蛔，解蟲、魚、馬汗、硫黃毒。和紫蘇煎湯，解傷寒時氣瘴瘧，大能作汗。取肉燒存性，研末，敷金瘡惡瘡，去腐肉胬肉死肌，一夜立盡，亦奇方也。

（《景岳全書》卷之四十九大集・本草正下・二一七）

桃仁

味苦辛微甘，氣平，陰中有陽，入手足厥陰經。去皮尖用。善治瘀血血閉，血結血燥，通血隔，破血癥，殺三蟲，潤大便，逐鬱滯，止鬼疰血逆疼痛膨脹，療跌撲損傷。若血枯經閉者，不可妄用。

（《景岳全書》卷之四十九大集・本草正下・二一二）

小茴香

氣味略輕，治亦同前。但大茴性更暖，而此則稍溫耳。

（《景岳全書》卷之四十九大集・本草正下・二三五）

益智

氣味辛溫。能調諸氣，辟寒氣，治客寒犯胃，暖胃和中，去心腹氣滯疼痛，理下焦虛寒，溫腎氣，治遺精餘瀝夢泄，赤白帶濁。及夜多小便者，取二十餘枚，研碎，入鹽少許，同煎服之，有奇驗。此行陽退陰之藥，凡脾寒不能進食，及三焦命門陽氣衰弱者皆宜之。然其行性多，補性少，必兼補劑用之斯善。若單服多服，未免過於散氣。

（《景岳全書》卷之四十八大集・本草正上・九五）

紫蘇

味辛，氣溫。氣味香竄者佳。用此者，用其溫散。解肌發汗，祛風寒甚捷；開胃下食，治脹滿亦佳。順氣宜用，口臭亦辟，除霍亂轉筋，祛腳氣，通大小腸，消痰利肺，止痛溫中，安胎定喘，解魚蟹毒，治蛇犬傷。或作羹，或生食俱可。梗，能順氣，其性緩，體虛者可用。子，性潤而降，能潤大便，消痰喘，除五膈，定霍亂，順氣滯。

（《景岳全書》卷之四十八大集・本草正上・九十）

薄荷

味辛微苦，氣微涼。氣味俱輕，升也，陽也。其性涼散，通關節，利九竅，乃手厥陰、太陰經藥。清六陽會首，散一切毒風，治傷寒頭痛寒熱，發毒汗，療頭風腦痛，清頭目、咽喉、口齒、風熱諸病，除心腹惡氣脹滿霍亂，下氣消食痰，辟邪氣穢惡，引諸藥入營衛，開小兒之風涎，亦治瘰鬁、癰腫、瘡疥、風瘙、癮疹。作菜食之除口氣，搗汁含漱，去舌胎語澀，揉葉塞鼻止衄血。亦治蜂螫蛇傷。病新痊者忌用，恐其泄汗亡陽。

（《景岳全書》卷之四十八大集・本草正上・九一）

淡竹葉

味甘淡，氣平微涼，陰中微陽，氣味俱輕。清上氣，逆喘促，消痰涎，解熱狂，退虛熱煩躁不眠，壯熱頭痛，止吐血。專涼心經，亦清脾氣。卻風熱，止煩渴，生津液，利小水，解喉痹，並小兒風熱驚癇。

（《景岳全書》卷之四十九大集・本草正下・百四八）

白扁豆

味甘，氣溫。炒香用之，補脾胃氣虛，和嘔吐霍亂，解河豚酒毒，止瀉痢溫中，亦能清暑治消渴。欲用輕清緩補者，此為最當。

（《景岳全書》卷之四十九大集・本草正下・二百五）

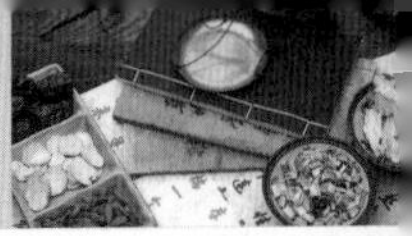

麻仁

即黃麻也，亦名大麻。味甘平，性滑利。能潤心肺，滋五臟，利大腸風熱結燥，行水氣，通小便濕熱，秘澀五淋，去積血，下氣，除風濕頑痹，關節血燥拘攣，止消渴，通乳汁，產難催生，經脈阻滯。凡病多燥澀者宜之。若下元不固，及便溏陽痿，精滑多帶者，皆所忌用。

（《景岳全書》卷之四十九大集・本草正下・二百九）

決明

味微苦微甘，性平微涼，力薄。治肝熱風眼，赤而多淚，及肝火目昏，可為佐使，惟多服久服，方可得效。或作枕用，治頭風，明目，其功勝於黑豆。

（《景岳全書》卷之四十八大集・本草正上・六三）

蘿蔔子

味大辛，氣溫，氣味俱厚，降也。善於破氣消痰，定喘除脹，利大小便，有推牆倒壁之功。

研水攙薄飲之，立吐風痰盡出。胃有氣食停滯致成鼓脹者，非此不除。同醋研敷，大消腫毒。中氣不足，切忌妄用。

（《景岳全書》卷之四十九大集・本草正下・二二七）

麥芽

味甘微鹹，氣溫。善於化食和中，破冷氣，消一切米麵諸果食積，去心腹脹滿，止霍亂，除煩熱，消痰飲，破癥結，寬腸下氣。病久不食者，可借此穀氣以開胃；元氣中虛者，毋多用此以消腎。亦善催生落胎。單服二兩，能消乳腫。其耗散血氣如此，而脾胃虛弱，飲食不消方中，每多用之何也？故婦有胎妊者，不宜多服。

（《景岳全書》卷之四十九大集・本草正下・二百三）

芡實

味甘，氣平，入脾腎兩臟。能健脾養陰止渴，治腰膝疼痛，強志益神，聰明耳目，補腎固精，治小便不禁，遺精白濁帶下，延年耐老。或散丸，或煮食皆妙。但其性緩，難收奇效。

（《景岳全書》卷之四十九大集・本草正下・二百十）

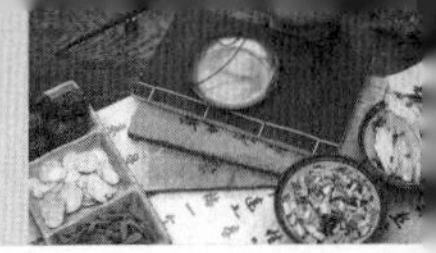

肉豆蔻

味苦辛而澀，性溫。理脾胃虛冷，穀食不消；治大腸虛冷，滑泄不止。以其氣香而辛，故能行滯止痛，和腹脹，治霍亂，調中下氣，開胃進食，解酒毒，化痰飲，溫胃逐蟲，辟諸惡氣，療小兒胃寒傷乳吐瀉。以其能固大腸，腸既固則元氣不走，脾氣自健，故曰理脾胃虛冷，而實非能補虛也。麵包煨熟用，或銼如豆大，以乾麵拌炒熟，去麵用之尤妙，蓋但欲去其油而用其熟耳。

（《景岳全書》卷之四十八大集・本草正上・八三）

杏仁

味苦辛微甘，味厚於氣，降中有升。有毒。入肺、胃、大腸經。其味辛，故能入肺潤肺，散風寒，止頭痛，退寒熱咳嗽，上氣喘急，發表解邪，療溫病腳氣。其味苦，降性最疾，觀其澄水極速可知，故能定氣逆上沖，消胸腹急滿脹痛，解喉痹，消痰下氣，除驚癇煩熱，通大腸氣閉乾結，亦殺狗毒。佐半夏、生薑，散風邪咳嗽；佐麻黃發汗，逐傷寒表邪；同門冬，乳酥煎膏，潤肺治咳嗽極妙；同輕粉研勻油調，敷廣瘡腫毒最佳。尤殺諸蟲牙蟲，及頭面皯斑瘡皰。元氣虛陷者勿用，恐其沉降太泄。

（《景岳全書》卷之四十九大集・本草正下・二一一）

薏仁

味甘淡，氣微涼。性微降而滲，故能去濕利水。以其去濕，故能利關節，除腳氣，治痿弱拘攣濕痹，消水腫疼痛，利小便熱淋，亦殺蛔蟲。以其微降，故亦治咳嗽唾膿，利膈開胃。以其性涼，故能清熱，止煩渴上氣。但其功力甚緩，用為佐使宜倍。

（《景岳全書》卷之四十九大集・本草正下・二百六）

郁李仁

味苦辛，陰中有陽，性潤而降。故能下氣消食，利水道，消面目四肢大腹水氣浮腫，開腸中結氣滯氣，關隔燥澀，大便不通，破血積食癖。凡婦人、小兒實熱結燥者皆可用。

（《景岳全書》卷之四十九大集・本草正下・百七七）

甘草

味甘氣平，生涼炙溫，可升可降，善於解毒。反甘遂、海藻、大戟、芫花。其味至甘，得中和之性，有調補之功，故毒藥得之解其毒，剛藥得之和其性，表藥得之助其升，下藥得之緩其速。助參芪成氣虛之功，人所知也；助熟地療陰虛之危，誰其曉焉？祛邪熱，堅筋骨，健脾胃，長肌肉，隨氣藥入氣，隨血藥入血，無往不可，故稱國老。惟中滿者勿加，恐其作脹；速下者勿入，恐其緩功，不可不知也。

（《景岳全書》卷之四十八大集・本草正上・五）

良薑

子名紅豆蔻。味辛熱，純陽，浮也。入足太陰、陽明。治胃中逆冷，嘔吐清水，噁心霍亂，氣寒腹痛，解酒毒，消宿食，健脾胃，寬噎膈，除反胃，破冷癖，解瘴瘧，療轉筋瀉痢。同草豆蔻煎飲，亦治口臭。子名紅豆蔻，治用略同。

（《景岳全書》卷之四十八大集・本草正上・百一）

葛根

味甘，氣平寒。氣輕於味，浮而微降，陽中微陰。用此者，用其涼散，雖善達諸陽經，而陽明為最。以其氣輕，故善解表發汗。凡解散之藥多辛熱，此獨涼而甘，故解溫熱時行疫疾，凡熱而兼渴者，此為最良，當以為君而佐以柴、防、甘、桔極妙。尤散鬱火，療頭痛，治溫瘧往來，瘡疹未透，解酒除煩，生津止渴，除胃中熱狂，殺野葛、巴豆、毒箭、金瘡等傷。但其性涼，易於動嘔，胃寒者所當慎用。

（《景岳全書》卷之四十八大集・本草正上・百十二）

黃精

一名救窮草。味甘微辛，性溫。能補中益氣，安五臟，療五勞七傷，助筋骨，益脾胃，潤心肺，填精髓，耐寒暑，下三蟲，久服延年不饑，髮白更黑，齒落更生。張華《博物志》言天老曰：「太陽之草名黃精，食之可以長生。太陰之草名鉤吻，不可食之，入口立死。此但以黃精，鉤吻對言善惡，原非謂其相似也。」而陶弘景謂黃精之葉與鉤吻相似，誤服之害人。蘇恭曰：「黃精葉似柳，鉤吻蔓生，葉如柿葉，殊非此類。」陳藏器曰：「鉤吻乃野葛之別名，二物全不相似，不知陶公憑何說此？是可見黃精之內本無鉤吻，不必疑也。」

（《景岳全書》卷之四十八大集・本草正上・六）

桔梗

一名薺苨。味苦微辛，氣微涼。氣輕於味，陽中有陰，有小毒，其性浮。用此者，用其載藥上升，故有舟楫之號，入肺、膽、胸膈、上焦。載散藥表散寒邪。載涼藥清咽疼喉痹，亦治赤目腫痛。載肺藥解肺熱肺癰，鼻塞唾膿咳嗽。載痰藥能消痰止嘔，亦可寬胸下氣。引大黃可使上升，引青皮平肝止痛。能解中惡蠱毒，亦治驚癇怔忡。若欲專用降劑，此物不宜同用。

（《景岳全書》卷之四十八大集・本草正上・二二）

山藥

味微甘而淡，性微澀。所以能健脾補虛，澀精固腎，治諸虛百損，療五勞七傷。第其氣輕性緩，非堪專任，故補脾肺必主參、朮，補腎水必君茱、地，澀帶濁須破故同研，固遺泄仗菟絲相濟。諸凡固本丸藥，亦宜搗末為糊。總之性味柔弱，但可用為佐使。

（《景岳全書》卷之九大集・本草正下・二二二）

藿香

味辛微甘，氣溫。氣味俱薄，陽也，可升可降。此物香甜不峻，善快脾順氣，開胃口，寬胸膈，進飲食，止霍亂嘔吐，理肺化滯。加烏藥等劑，亦能健脾；入四君同煎，能除口臭。亦療水腫，亦解酒穢。

（《景岳全書》卷之四十八大集・本草正上・八七）

茅根

即白茅。味甘涼，性純美，能補中益氣，此良藥也。善理血病，凡吐血衄血，瘀血血閉，及婦人經水不調，崩中漏下。且通五淋，除客熱，止煩渴，堅筋骨，療肺熱噦逆喘急，解酒毒及黃疸水腫，久服大是益人。若治癰疽癤毒，及諸毒諸瘡諸血，或用根搗敷，或用此煮汁調敷毒等藥，或以酒煮服，無不可也。茅有數種，處處有之，惟白者為勝。春生芽，布地如針，故曰茅針，可以生啖，甚益小兒，功用亦同。

（《景岳全書》卷之四十八大集・本草正上・十五）

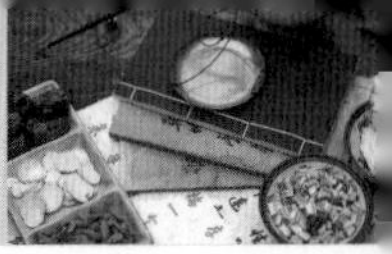

蒲公英

即黃花地丁。味微苦，氣平。獨莖一花者是，莖有椏者非。入陽明，太陰，少陽，厥陰經。同忍冬煎汁，少加酒服，潰堅消腫，散結核瘰癧最佳，破滯氣，解食毒，出毒刺俱妙。若婦人乳癰，用水酒煮飲，以渣封之立消。

（《景岳全書》卷之四十九大集・本草正下・二三三）

香薷

味苦辛，氣寒。氣輕，能升能降。散暑熱霍亂，中脘絞痛，小便澀難，清肺熱，降胃火，除躁煩，解鬱滯。為末水服，可止鼻衄。煮汁頓飲，可除風熱轉筋，去口臭。濕熱水腫者可消，中寒陰臟者須避之。

（《景岳全書》卷之四十八大集・本草正上・九四）

陳皮

味苦辛，性溫散，氣實痰滯必用。留白者，微甘而性緩；去白者，用辛而性速。瀉脾胃痰濁，肺中滯氣，消食開胃，利水通便，吞酸噯腐，反胃嘈雜。呃逆脹滿堪除，嘔吐噁心皆效。通達上下，解酒除蟲，表裏俱宜，癰疽亦用。尤消婦人乳癰，並解魚肉諸毒。

（《景岳全書》卷之四十九大集・本草正下・二一四）

官桂

味辛甘，氣大熱，陽中之陽也。有小毒，必取其味甘者乃可用。桂性熱，善於助陽，而尤入血分，四肢有寒疾者，非此不能達。桂枝氣輕，故能走表，以其善調營衛，故能治傷寒，發邪汗，療傷風，止陰汗。肉桂味重，故能溫補命門，堅筋骨，通血脈，治心腹寒氣，頭疼咳嗽鼻鼽，霍亂轉筋，腰足臍腹疼痛，一切沉寒痼冷之病。且桂為木中之王，故善平肝木之陰邪，而不知善助肝膽之陽氣。惟其味甘，故最補脾土，凡肝邪克土而無火者，用此極妙。與參、附、地黃同用，最降虛火，及治下焦元陽虧乏。與當歸、川芎同用，最治婦人產後血瘀，兒枕腹痛，及小兒痘疹虛寒，作癢不起。雖善墮胎動血，用須防此二證。若下焦虛寒，法當引火歸元者，則此為要藥，不可誤執。

（《景岳全書》卷之四十九大集・本草正下・百五一）

阿膠

味甘微辛，氣平，微溫。氣味頗厚，陽中有陰。制用蛤粉炒珠，入肺、肝、腎三經。其氣溫，故能扶勞傷，益中氣。其性降，故能化痰清肺，治肺癰肺痿，咳唾膿血，止嗽定喘。其性養血，故能止吐血衄血，便血尿血，腸風下痢，及婦人崩中帶濁血淋，經脈不調。其味甘緩，故能安胎固漏，養血滋腎，實腠理，止虛汗，托補癰疽腫毒。用惟鬆脆氣清者為佳，堅硬臭劣者不美。

（《景岳全書》卷之四十九大集・本草正下・二七一）

附篇

藥物性味歸經簡表

編號	藥名	性	味	歸經
1	扁豆花	平	甘	脾、胃、大腸
2	玳玳花	微寒	苦、酸	肝、胃
3	丁香	溫	辛	脾、胃、肺、腎
4	槐花（附：槐米）	微寒	苦	肝、大腸
5	金銀花	寒	甘	肺、心、胃
6	菊花	微寒	甘、苦	肺、肝
7	八角茴香	溫	辛	肝、腎、脾、胃
8	大棗	溫	甘	脾、胃
9	佛手	溫	辛、苦、酸	肝、脾、肺
10	枸杞子	平	甘	肝、腎
11	羅漢果	涼	甘	肺、大腸
12	龍眼肉	溫	甘	心、脾
13	木瓜	溫	酸	肝、脾
14	桑椹	寒	甘、酸	肝、腎
15	砂仁	溫	辛	脾、胃、腎
16	山楂	微溫	酸、甘	脾、胃、肝
17	酸棗仁	平	甘、酸	肝、膽、心
18	烏梅	平	酸、澀	肝、脾、肺、大腸
19	桃仁	平	苦、甘	心、肝、大腸

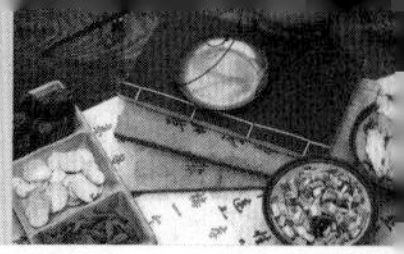

編號	藥名	性	味	歸經
20	香櫞	溫	辛、苦、酸	肝、脾、肺
21	小茴香	溫	辛	肝、腎、脾、胃
22	益智	溫	辛	脾腎
23	余甘子	涼	甘、酸、澀	肺、胃
24	紫蘇子	溫	辛	肺
25	薄荷	涼	辛	肺、肝
26	淡竹葉	寒	甘、淡	心、胃、小腸
27	荷葉	平	苦	肝、脾、胃
28	昆布	寒	鹹	肝、胃、腎
29	桑葉	寒	甘、苦	肺、肝
30	紫蘇葉	溫	辛	肺、脾
31	白扁豆	微溫	甘	脾、胃
32	白果	平	甘、苦、澀，有毒	肺、腎
33	赤小豆	平	甘、酸	心、小腸
34	淡豆豉	涼	苦、辛	肺、胃
35	刀豆	溫	甘	胃、腎
36	榧子	平	甘	肺、胃、大腸
37	覆盆子	溫	甘、酸	腎、膀胱
38	火麻仁	平	甘	脾、胃、大腸

編號	藥名	性	味	歸經
39	黑芝麻	平	甘	肝、腎、大腸
40	決明子	微寒	甘、苦、鹹	肝、大腸
41	萊菔子	平	辛、甘	肺、脾、胃
42	蓮子	平	甘、澀	脾、腎、心
43	麥芽	平	微甘	脾、胃、肝
44	膨大海	寒	甘	肺、大腸
45	芡實	平	甘、澀	脾、腎
46	肉豆蔻	溫	辛、有小毒	脾、胃、大腸
47	杏仁	微溫	苦，有小毒	肺、大腸
48	小茴香	溫	辛	腎、膀胱、胃
49	薏苡仁	涼	甘、淡	脾、胃、肺
50	郁李仁	平	辛、苦、甘	脾、大腸、小腸
51	余甘子	涼	甘、酸、澀	肺、胃
52	甘草	平	甘	脾、胃、心、肺
53	乾薑	熱	辛	脾、胃、腎、心、肺
54	高良薑	熱	辛	脾、胃
55	葛根	涼	甘、辛	肺、胃
56	黃精	平	甘	脾、肺、腎
57	桔梗	平	辛、苦	肺、胃

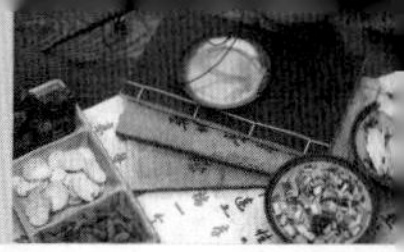

編號	藥名	性	味	歸經
58	生薑	微溫	辛	肺、脾、胃
59	山藥	平	甘	脾、肺、腎
60	薤白	溫	辛、苦	心、肺、胃、大腸
61	鮮白茅根	寒	甘	肺、胃、膀胱
62	鮮蘆根	寒	甘	肺、胃
63	玉竹	微寒	甘	肺、胃
64	藿香	微溫	辛	脾、胃、肺
65	馬齒莧	寒	酸	肝、大腸
66	蒲公英	寒	苦、甘	肝、胃
67	小薊	涼	甘、苦	心、肝
68	香薷	微溫	辛	肺、胃
69	魚腥草	微寒	辛	肺
70	陳皮	溫	辛、苦	脾、肺
71	肉桂	熱	辛、甘	腎、脾、心、肝
72	阿膠	平	甘	肝、肺、腎
73	蜂蜜	平	甘	肺、脾、大腸
74	雞內金	平	甘	脾、胃、小腸、膀胱
75	牡蠣	微寒	鹹	肝、腎

參考書目

〔1〕張景岳。《景岳全書》。北京：中國醫藥科技出版社，2011。
〔2〕張錫純。《醫學衷中參西錄》。太原：山西科學技術出版社，2010。
〔3〕李時珍。《本草綱目》。北京：中國醫藥科技出版社，2016。
〔4〕王懷隱。《太平聖惠方》。鄭州：河南科學技術出版社，2015。
〔5〕張仲景。《金匱要略》。北京：人民衛生出版社，2005。
〔6〕張仲景。《傷寒論》。北京：人民衛生出版社，2005。
〔7〕吳鞠通。《溫病條辨》。北京：人民衛生出版社，2005。
〔8〕孫思邈。《孫思邈醫學全書》。北京：中國中醫藥出版社，2009。
〔9〕張時徹。《攝生眾妙方》。北京：中醫古籍出版社，2004。
〔10〕許叔微。《普濟本事方》。北京：中國中醫藥出版社，2007。
〔11〕王肯堂。《證治準繩》。北京：人民衛生出版社，2001。
〔12〕傅山。《傅青主女科》。北京：中國醫藥科技出版社，2011。

〔13〕陳直。《養老奉親書》。北京：北京大學醫學出版社，2014。
〔14〕孫一奎。《赤水玄珠》。北京：中國醫藥科技出版社，2011。
〔15〕汪昂。《醫方集解》。北京：中國醫藥科技出版社，2011。
〔16〕趙其光。《本草求原》。廣州：廣東科技出版社，2009。

國家圖書館出版品預行編目（CIP）資料

食養本草：餐桌上的藥治方／沈欽榮, 毛小明
作. -- 初版. -- 新北市：世茂, 2019.06
面；　公分. --（生活健康；B460）

ISBN 978-957-8799-75-2（平裝）

1.食療本草　2.養生

414.14　　108003868

生活健康 B460

食養本草：餐桌上的藥治方

作　　者／沈欽榮、毛小明
主　　編／陳文君
責任編輯／楊鈺儀
封面設計／李小芸
出 版 者／世茂出版有限公司
地　　址／（231）新北市新店區民生路 19 號 5 樓
電　　話／（02）2218-3277
傳　　真／（02）2218-3239（訂書專線）　（02）2218-7539
劃撥帳號／ 19911841
戶　　名／世茂出版有限公司
世茂官網／ www.coolbooks.com.tw
排版製版／辰皓國際出版製作有限公司
印　　刷／祥新印刷股份有限公司
初版一刷／ 2019 年 6 月

I S B N ／ 978-957-8799-75-2
定　　價／ 350 元